W0322194

ANNA TRÖKES

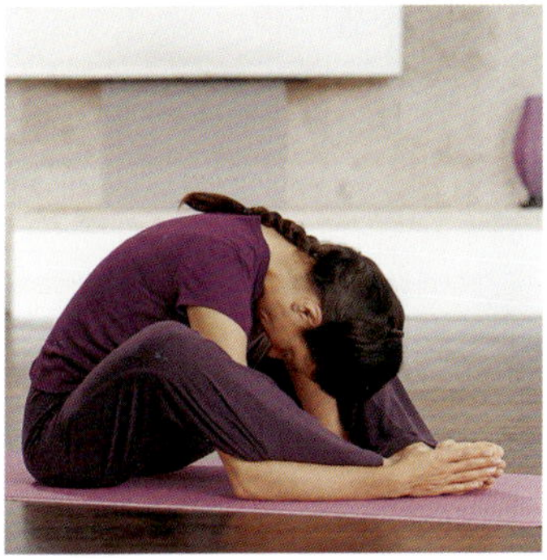

Yoga

zum Entspannen

INHALT

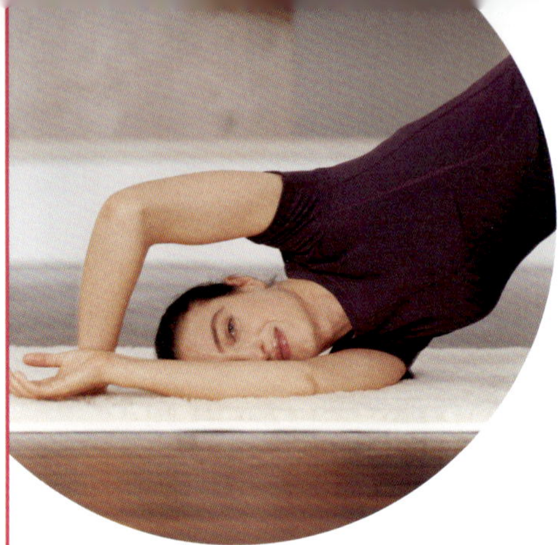

Ganzheitlich entspannen

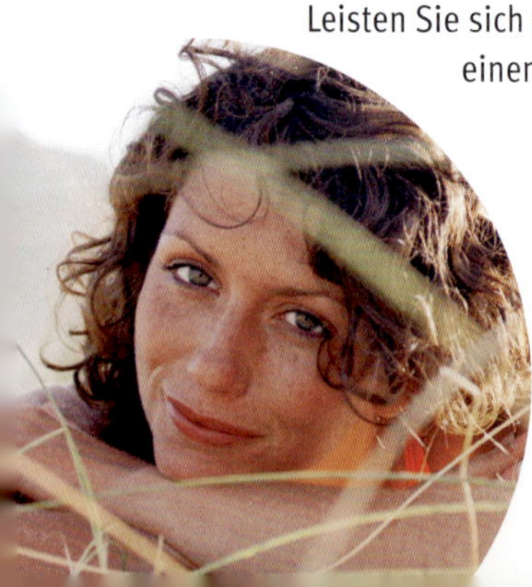

Yogaübungen zum Entspannen

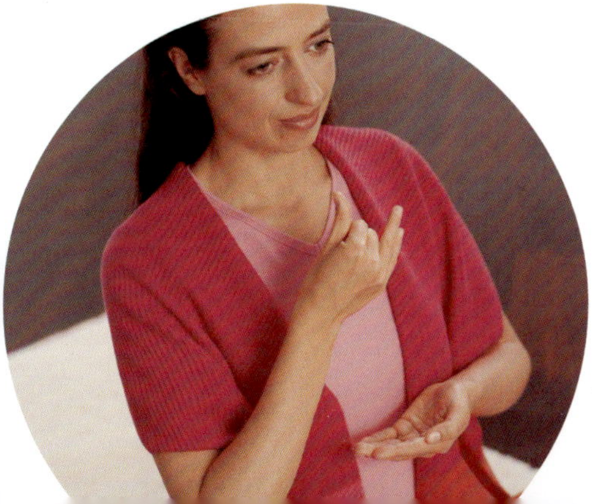

Entspannen mit Atem & Meditation

Zum Nachschlagen

Tiefe Entspannung finden

Als ich ein junges Mädchen war, besuchte meine Mutter einen Volkshochschulkurs, durch den sie endlich Entspannung fand. Entspannung für ihre verkrampften Rückenmuskeln, für ihren angespannten Darm und den spannungsschmerzgeplagten Kopf. Sie lernte, endlich mal abzuschalten, und konnte wieder besser schlafen. Es war ein Yogakurs. Und ich war beeindruckt. Als ich später selbst mit Yoga begann, erfuhr ich diese Wirkungen am eigenen Leib. Vor allem beruhigte sich mein aufbrausendes, nervöses Naturell mehr und mehr. Mithilfe der Yoga-Sutras, der alten Grundlagentexte, verstand ich, warum sich mein Geist ständig anspannte. Mittels Körper- und Atemübungen lernte ich, zentrierend und beruhigend auf ihn einzuwirken. Und die Gelassenheit, die ich im Yoga erfuhr, konnte ich zunehmend auch in meinen Alltag übertragen. All diese Techniken unterrichte ich nun selbst seit vielen Jahren und kann immer wieder beobachten, wie gut sie auch bei meinen Teilnehmerinnen und Teilnehmern wirken, die durch ihren Alltag erschöpft und angespannt sind. Wenn auch Sie nun den entspannenden Aspekt des Yoga kennen lernen wollen, können Sie gleich beginnen, mit CD und Buch zu üben. Dann wird auch in Ihr Leben etwas mehr Gelassenheit und Ruhe Einzug halten können.

Anna Trökes

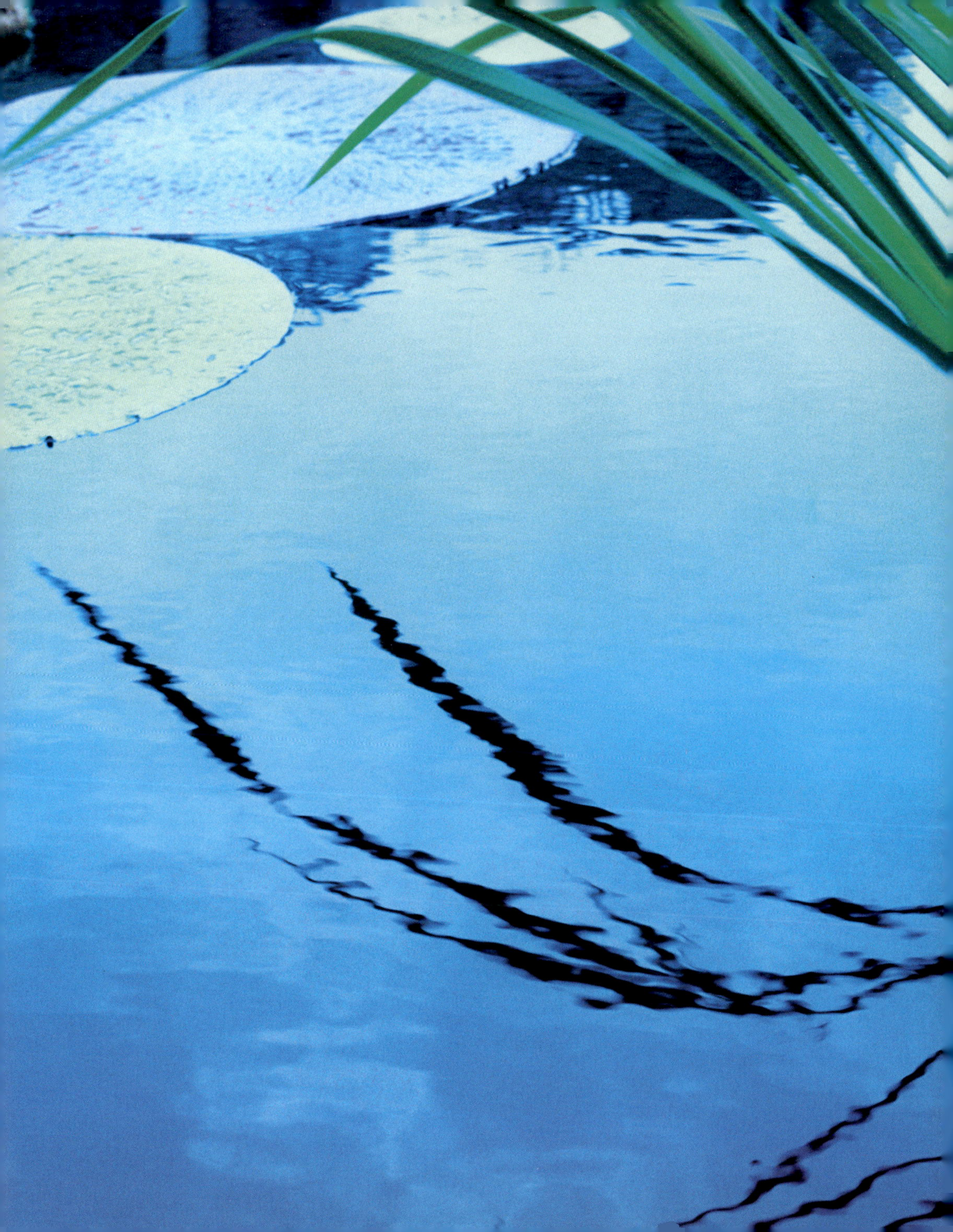

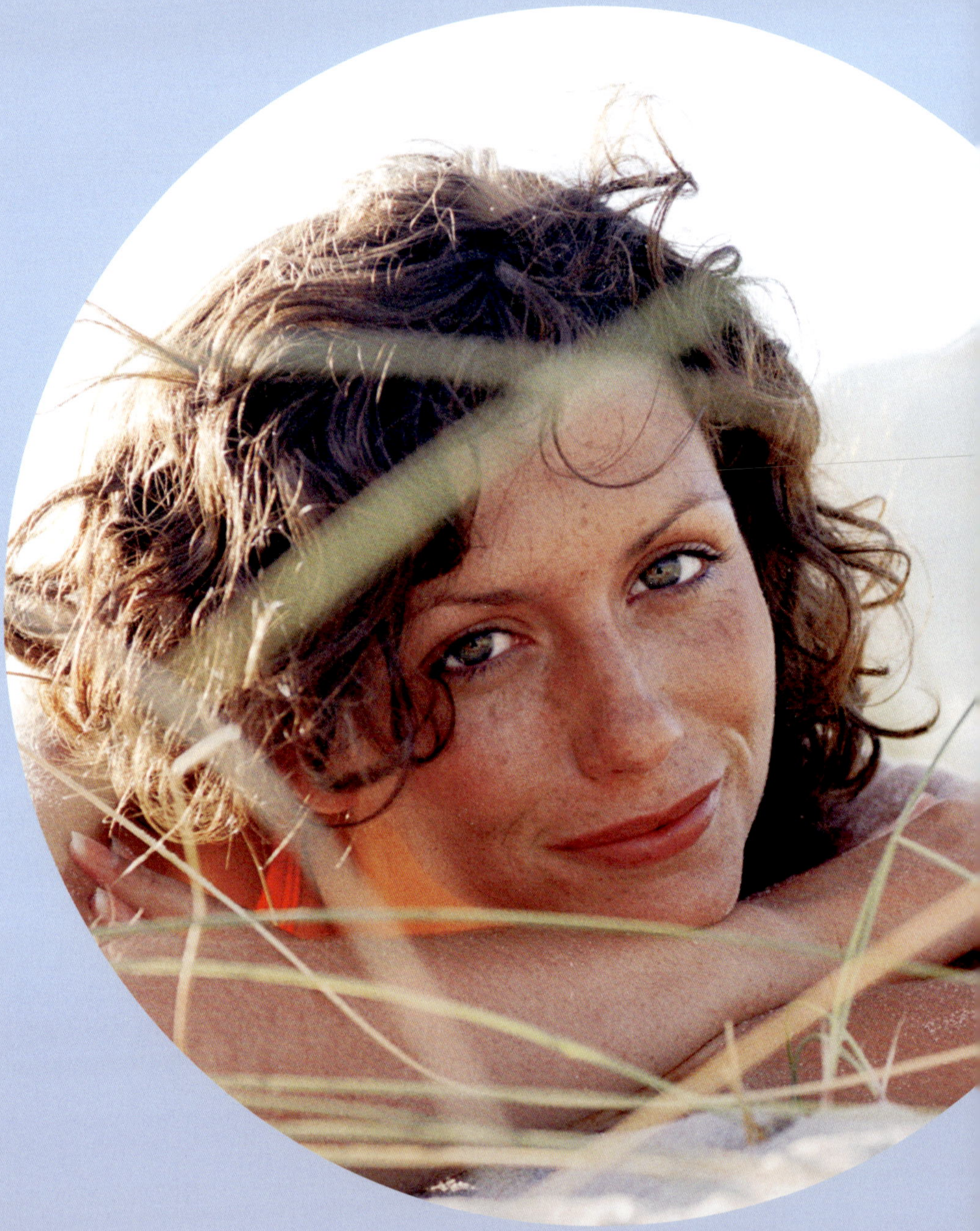

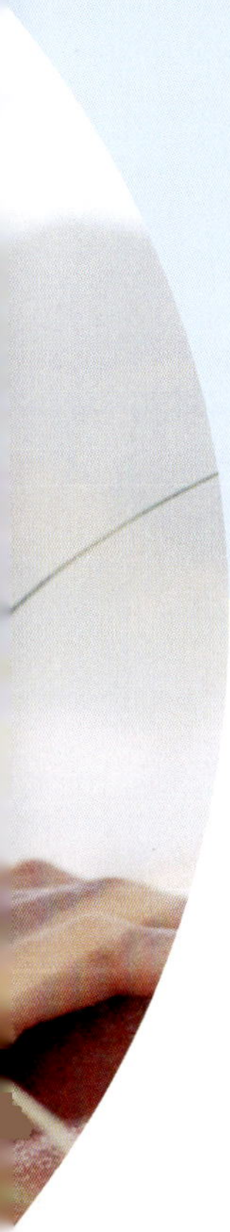

GANZHEITLICH ENTSPANNEN

Wie können wir es anstellen, aus den Anforderungen, der Eile und dem Stress des Alltags heraus unseren Geist und unseren Körper wieder in einen entspannten Zustand zu versetzen? Und wie können wir auch dann noch entspannt bleiben, wenn die Wogen des Lebens hochschlagen? Im Folgenden erfahren Sie, was Entspannung eigentlich bedeutet, wie sie im Körper entsteht und wie die bewährten Methoden des Yoga Ihnen helfen, sie in Ihr Leben zu integrieren.

Yoga – eine der ältesten Entspannungsmethoden

»Ein Gefühl von innerer Enge, von tiefer Niedergeschlagenheit, eine Störung des harmonischen Gleichgewichts körperlicher Funktionen oder die Unmöglichkeit, den Atem ruhig zu führen, gehen einher mit einem Geist, der in Probleme verwickelt ist.«
Yoga-Sutra 1,31

Schon in einem etwa 2000 Jahre alten Yogatext finden wir viele Hinweise darauf, warum wir uns oft so anspannen und verspannen, und auch, was wir dagegen unternehmen können.

Der Weise Patañjali, der diesen Text verfasste, nahm moderne Überlegungen und Forschungen zur Psychosomatik – also dem Zusammenhang von Körper und Seele – vorweg. Er beschrieb in seinem Leitfaden des Yoga (dem Yoga-Sutra), dass alle Anspannung ihren Ursprung in unserem Geist hat. All die Muskelverspannungen, die Unruhe, die Schlafstörungen oder die körperlichen Symptome, die zeigen, dass unser Nervensystem im Ungleichgewicht ist, spiegeln nur unsere geistige Verfassung wider.

Entspannung fängt im Geist an

Der Alltag liefert uns viele Gründe, uns geistig anzuspannen. Die meisten von uns haben viele Termine und neben diesen Terminen ständig mehrere Dinge zu bedenken, die erledigt werden sollen oder um die wir uns kümmern wollen. Unerledigte Post, die Steuererklärung, die täglich anfallenden zeitraubenden Kleinigkeiten wie Knöpfe, die angenäht werden müssen, all die guten Vorsätze, Freunde, mit denen man sich treffen will, Sprachen, die man gerne lernen möchte … Das alles erzeugt in uns einen ständigen Druck und dazu noch ein schlechtes Gewissen, weil wir oft genug einfach nicht alles schaffen, was wir uns vorgenommen haben.
Die meisten Menschen unserer Gesellschaft sind mehrfach belastet und jonglieren jeden Tag mit einer Vielzahl von Aufgaben. Sie sind gefordert im Beruf, in der Familie, in der Verantwortung für ihre eigene Gesundheit, in ihrem sozialen Umfeld.

Der Geist kommt nie zur Ruhe

Das bedeutet, sinnbildlich gesprochen, dass unser Geist ständig versucht, ganz viele Fäden gleichzeitig zu halten und alles, was daran hängt, auch gleichzeitig zu bearbeiten.
Um all diese Aufgaben zu erledigen, müssen Gehirn und Nervensystem unter Hochdruck arbeiten, und unser Geist muss pausenlos die Konzentration halten.

Ist Ihnen schon mal aufgefallen, was mit Ihren Muskeln und Ihrem Atem passiert, wenn Sie voll konzentriert sind? Wahrscheinlich werden Sie feststellen, dass sich Ihre Muskeln anspannen und Ihr Atem flach und unregelmäßig wird. Dieser Mechanismus ist dem Yoga schon lange bekannt, und er bietet uns Hilfen an, damit besser umzugehen.

Werden Sie Ihr eigener Beobachter

Jeder Mensch hat seine eigenen Reaktionen auf Anforderungen, Termindruck, Stress und Überlastung. Der Yoga schlägt Ihnen vor, zuerst einmal zu beobachten, was Ihre typischen Reaktionen sind.

Körperliche und geistige Reaktionsmuster erkennen

Ziehen Sie vielleicht die Schultern hoch, wenn man Ihnen noch eine weitere Aufgabe überträgt? Verschlägt es Ihnen den Atem, wenn Sie nur einen Blick auf all die Anforderungen werfen, mit denen Sie im Laufe des Tages konfrontiert sind? Schlagen Ihnen Ärger und Frust auf den Magen? Oder pressen Sie vielleicht immer mal wieder die Pobacken zusammen und versuchen so, diesem ganzen Druck standzuhalten?

All das sind nur Beispiele, wie unser Körper reagieren kann.

Noch interessanter ist es nach Ansicht der Yogameister, zu beobachten, welche Gefühle und Gedanken in den Situationen auftauchen, die wir als belastend erfahren, denn diese geistigen Muster werden sich in unserem Körper widerspiegeln.

Die meisten Menschen haben im Laufe ihrer Erziehung Anweisungen verinnerlicht, wie sie mit Stress umzugehen haben. Finden Sie heraus, was Ihre Muster sind: Vielleicht sollten Sie »sich nicht so anstellen«? Vielleicht plagt Sie immer wieder die Sorge, dass das, was Sie tun, nicht gut genug sein könnte, oder dass niemand erkennt, wie viel Mühe Sie sich mit dem Erledigen der Aufgabe gegeben haben? Vielleicht fällt es Ihnen schwer, mit Kritik umzugehen, Sie nehmen jede Bemerkung ganz persönlich und fühlen sich dann innerlich gekränkt und verletzt? Vielleicht taucht ja auch immer wieder die Sorge in Ihnen auf, dass Sie den ganzen Berg an Arbeit nie abtragen können …

»Hindernisse können dann keine Wurzeln schlagen, wenn ein Mensch einen geeigneten Weg gefunden hat, Stabilität in seinem Geist zu entwickeln, und wenn er an diesem Weg festhält und sich bemüht, ihn zu gehen.«
Yoga-Sutra 1,32

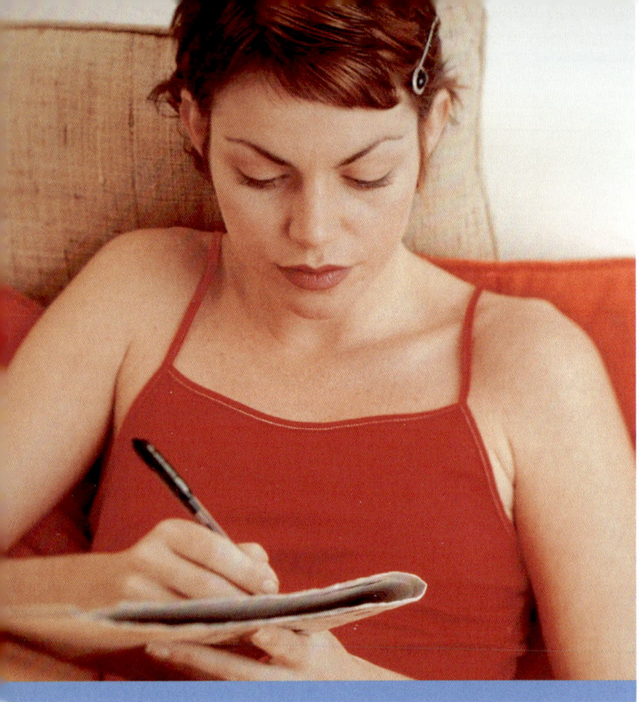

Zwischendurch Inseln der Ruhe zu schaffen ist im Alltag oft eine große Kunst.

Sich weniger identifizieren

Es ist ganz wichtig, zu erkennen, was Sie im Geist bewegt, wenn Sie den Anforderungen des Alltags ausgesetzt sind. Dadurch werden Sie sich besser kennen lernen und zum Beobachter/zur Beobachterin Ihrer Verhaltensmuster. In dieser beobachtenden Position – im Yoga »Seher« oder »Zeugenbewusstsein« genannt – werden Sie automatisch mehr Abstand zu den Ereignissen und zu Ihren Gedanken und Gefühlen entwickeln. Das wird Ihnen helfen, sich weniger mit dem, was Sie beobachten, zu identifizieren.

Es ist für unser Nervensystem ein erstaunlich großer Unterschied, ob Sie die geistige Einstellung »Ich bin total überlastet!« oder »Da sind viele Aufgaben, die erledigt werden wollen!« haben. Diese Aufgaben werden dann nämlich nicht mehr zwingend ihre Wartezeit auf Ihren Schultern lastend oder in Ihrem Nacken sitzend verbringen müssen. Sie brauchen sich auch nicht mehr in Ihre Nachtruhe zu drängen, um Ihnen den Schlaf zu rauben. Geben Sie den Aufgaben doch einfach eine Wartenummer und ermahnen Sie sie, so lange geduldig zu warten, bis sie dran sind!

Machen Sie sich bewusst, was Sie behindert

Patañjalis Beobachtung, wie wir uns selbst behindern, uns selbst Stress machen und oft genug unsere eigenen Absichten sabotieren, treffen auch auf die heutigen Menschen unverändert zu. Er nennt als Hindernisse:

- innere Unruhe
- Abgelenktsein
- Unentschlossenheit
- Mangel an Beharrlichkeit
- fehlende Zielstrebigkeit
- Mangel an Visionen, Perspektiven
- Trägheit, Faulheit und sogar
- Krankheit.

Sicher ist Ihnen auch der eine oder andere dieser »inneren Schweinehunde« bekannt. All diese Hindernisse bewirken – so Patañjali – eine Zerstreuung unserer geistigen Kräfte. Er stellt fest, dass diese Erfahrungen, nicht zentriert zu sein und nicht in sich zu ruhen, oft bewirken, dass wir uns bedrückt fühlen, dass wir zum Pessimismus neigen, aber auch, dass wir uns körperlich unruhig und instabil fühlen und infolgedessen unruhig und flach atmen.
Damit beschreibt Patañjali im Grunde all jene Symptome, die ein oft etwas ratloser Arzt heute unter der Diagnose neurovegetative Dystonie oder psychosomatische Beschwerden zusammenfasst – alles, was uns aus dem inneren Gleichgewicht bringt und langfristig zu richtigen Erkrankungen wie Bluthochdruck, Asthma oder Reizdarm führen kann.
Um diese Hindernisse zu bekämpfen, brauchen wir ein beständiges Bemühen (Abhyasa), das auf ein Ziel ausgerichtet ist, zum Beispiel durch die bewusste Einstellung: »Ich finde zu mehr Gelassenheit!« Als Weg dorthin zeigt Patañjali uns die verschiedenen Stufen der Yogapraxis auf.

Der achtgliedrige Weg zu mehr Gelassenheit

Die Körperarbeit ist der erste – unverzichtbare – Schritt

Die meisten Menschen beginnen ihre Yogapraxis, weil irgendetwas in ihrem Leben »klemmt« und sie Unterstützung für Körper, Geist und Seele suchen. Sie erfahren die Körperarbeit als einen sinnvollen Einstieg, um mehr über sich zu erfahren und sich selbst näher zu kommen.
Durch vielfältige Yogaübungen, die Asanas, durch Vorübungen und Bewegungsabläufe lernen wir allmählich, unseren Körper besser wahrzunehmen. Wir erfahren, wie unser Körper auf Anforderungen und Stress reagiert und welche Übungen uns gut tun, weil sie uns wirksam helfen, diesem Stress gegenzusteuern. Oft erfahren wir aber auch erst, wo unsere Anspannung sitzt, wenn wir versuchen, uns fließend und sanft zu bewegen.

Der Atem steht im Mittelpunkt

Während der Körperarbeit kommen wir unweigerlich in Kontakt mit unse-

»Asana sollen gleichzeitig die Qualitäten Stabilität und Leichtigkeit haben. Wir können uns diesen Qualitäten annähern durch eine passende Anstrengung und die Reduzierung der dabei auftretenden Anspannungen einerseits und die Ausrichtung auf unseren fließenden Atem (Ananta) andererseits.« Yoga-Sutra 2,46–47

rem Atem, der im Yoga immer im Zentrum der Wahrnehmung steht. Der Atem wird zu unserem Gradmesser, wie eine Übung auf uns wirkt und wie wir mit uns selbst umgehen. Patañjali beschreibt unseren alltäglichen Atem als rau und unregelmäßig und lädt uns ein, so zu üben, dass der Atem wieder lang, regelmäßig und fein werden kann. Und tatsächlich: Je entspannter und gelassener wir die Übungen – und entsprechend auch die Aufgaben des Alltags – angehen, desto entspannter und ruhiger wird auch unser Atem werden. Der Atem ist so ein gutes Kriterium, um herauszufinden, was für uns gerade jetzt angemessen oder nicht förderlich ist, da er leicht zu beobachten ist und das, was er ausdrückt, immer ganz unverstellt ist.

Der Atem lässt sich nicht betrügen

Da unser Atem ganz eng mit unserer Psyche verbunden ist, wird er immer genau widerspiegeln, in welcher körperlichen und seelischen Verfassung wir uns gerade befinden.

Neben der Atembeobachtung gibt es im Yoga noch viele spezielle Atemübungen, die uns helfen, zu einem »langen Atem« zu finden und den Geist zu beruhigen Diese Übungen werden Pranayama genannt.

Zu sich kommen und die inneren Sinne entfalten

In dem Maße, in dem wir unsere Innenwahrnehmung entwickeln und lernen, unserem Atem zu lauschen, ohne ihn zu beeinflussen, in dem Maße ziehen wir auch unsere Sinne von der Außenwelt ab und lenken sie nach innen. Wir beginnen, bewusst »Einkehr zu halten«, und erkennen, was bewirkt, dass wir »außer uns sind« oder »zu uns kommen«.
Dieses Einziehen der äußeren Sinne, das Entfalten der inneren Sinne und die Verfeinerung der Selbstwahrnehmung werden als bedeutender Prozess angesehen – und deshalb als ein eigenständiger Übungsschritt (Pratyahara) behandelt.
Und es stimmt: Nur wenn wir in unserer Mitte angekommen sind, werden wir zu dieser gesammelten Ruhe finden können, die die wahre Entspannung für Geist und Körper ist. Aus dieser Zentriertheit heraus wird unsere Einschätzung der Situationen, mit denen wir konfrontiert sind,

Yogisches Verhalten als Stressbremse

Unsere Grundeinstellung uns selbst und dem Leben gegenüber bestimmt, ob wir uns selbst Stress machen oder ob wir eher stressresistent sind. Da wir lernen können, unsere inneren Einstellungen zu verändern, können wir auch lernen, welche Ansichten und welches Verhalten Stress erst gar nicht entstehen lassen.

immer klarer werden, und wir werden beginnen, zunehmend aus dieser Klarheit heraus zu handeln.

Lernen, sich auf das Wesentliche zu konzentrieren

Der nächste Schritt ist die Konzentration (Dharana). Auch dabei handelt es sich um einen fließenden Prozess, in dem wir lernen, unsere Aufmerksamkeit zu bündeln und auf das zu richten, was gerade anliegt.
Sie werden merken, dass Sie mit zunehmender Übung immer öfter in der Lage sind, Ihre Probleme ruhig, gesammelt und konzentriert zu betrachten und aus dieser Geisteshaltung heraus Lösungen zu finden.
Dabei ist uns unser Verstand eine große Hilfe, da er uns in der Konzentration mit seiner gesamten Kraft zur Verfügung steht.

Meditation – ein ganz besonderer Geisteszustand

Manchmal jedoch sind wir mit Problemen konfrontiert, die mehr erfordern als nur unseren Verstand. Sie wollen mit ganz viel Abstand und Abgeklärtheit betrachtet werden, und es bedarf zusätzlich unserer Intuition, um sie zu verstehen und zu durchdringen.
Im Yoga hat man über die Jahrtausende hinweg verschiedene Techniken erprobt und dabei erfahren, dass uns diese besondere Form von Klarheit vor allem in der Meditation (Dhyana) zuteil wird. Meditation ist ein Zustand großer Entspanntheit und Gelassenheit, in dem unser Geist nichts sucht, sondern alles auf sich zukommen lässt. Und dadurch passiert es, dass sich plötzlich Wege auftun, wo wir sie gar nicht vermutet hätten.
Vor allem aber schenkt uns die Meditation Ruhe und Klarheit und ein Gefühl des inneren Friedens – vorausgesetzt, wir üben sie regelmäßig.

Yama und Niyama

Obwohl die meisten von uns ihren Yogaweg mit Asana – der Körperübungspraxis – beginnen, empfiehlt Patañjali als erste Schritte den bewuss-

Der achtgliedrige Pfad Schritt für Schritt

Der achtgliedrige Pfad ist ein Weg, der uns Schritt für Schritt durch den Prozess der Veränderung leitet, der uns wegführt von dem Verhalten und den inneren Haltungen, die uns Leid verursachen, und uns in unsere eigene Mitte führt. Hier eine Übersicht in der Abfolge, die Patañjali empfiehlt.

Yama – Niyama

Die ersten beiden Schritte geben Ratschläge für förderliches Verhalten uns selbst und anderen gegenüber. Außerdem zeigen sie auf, in welcher Energie – nämlich mit innerem Feuer, auf authentische Art und Weise und voller Vertrauen – wir den Yogaweg gehen sollten, damit er uns zu den gewünschten Ergebnissen führt.

Asana – Körperhaltungen

In den Körperhaltungen des Yoga lernen wir zu überprüfen, wie wir mit uns umgehen. Patañjali fordert uns auf, das passende Maß an Anstrengung zu finden und überflüssige Anspannung so weit wie möglich zu reduzieren. Ziel ist es, dass der Atem immer fließend bleibt.

Pranayama – Atemübungen

Der fließende Atem wird immer weiter verfeinert und beruhigt. Dadurch entsteht Klarheit.

Pratyahara – Zurückziehen der Sinne

Auf dieser Stufe lernen wir, uns in uns zurückzuziehen und zur Ruhe zu kommen.

Dharana – Konzentration

Wenn unser Geist ruhig und gesammelt ist, kann er sich von allein auf das konzentrieren, was gerade beachtet werden muss.

Dhyana – Meditation

Mühelos versteht der klare und ruhige Geist das, was er betrachtet.

Samadhi – Einssein

Wir werden eins mit dem, was in uns erkennt und was in uns klar und frei ist.

Das Ziel dieses Weges ist ein Zustand, in dem wir frei von dem sind, was uns konditioniert, behindert und einengt. In dieser Freiheit sind wir ganz bei uns.

ten und achtsamen Umgang mit uns selbst und unserer Umwelt.
Patañjali macht uns mit den Yamas und Niyamas insgesamt zehn solcher Vorschläge. Sie sind nicht als Gebote oder gar Verbote gedacht – dazu betont der Yoga viel zu stark den Aspekt der Eigenverantwortung. Es sind eher Verhaltensregeln, die uns helfen wollen, bestimmte Problembereiche des Lebens zu »entstressen«.

Mit einer yogischen Grundeinstellung dem Alltag begegnen

Die zehn Vorschläge sollen einfach immer mit bedacht werden, bis sie nach und nach Bestandteil unseres Alltags werden können.

- **Ahimsa** – Gewaltlosigkeit, Rücksichtnahme in Taten, Worten und Gedanken. Das beinhaltet vor allem die Reflexion darüber, was ich mit meinem Tun, meinen Worten und Gedanken für mich selbst, bei anderen Menschen oder meiner Umwelt bewirke. Ahimsa legt uns einen friedvollen, achtsamen Umgang mit sich selbst und den anderen nahe.
- **Satya** – Wahrhaftigkeit. Sie beinhaltet, herauszufinden, was für mich wahr ist (sich also nicht selbst zu belügen/ sich nichts vorzumachen), und dann zu meinen Stärken und Schwächen und meinen Gefühlen zu stehen.
- **Asteya** – wörtlich Nicht-Stehlen – meint vor allem die Abkehr davon, immer alles haben zu wollen und jene zu beneiden, die es schon besitzen.
- **Brahmacharya** – ein Lebenswandel im Bewusstsein einer allumfassenden Ordnung. Das meint, sich dessen bewusst zu sein, dass jeder Mensch mit allen anderen Menschen und mit der Schöpfung eng verbunden und verwoben ist, dass wir Teil dieser Schöpfung sind und dass wir für sie Verantwortung tragen.
- **Aparigraha** – Nicht-Horten – beinhaltet die Fähigkeit, abgeben und loslassen zu können. Es bedeutet, nicht immer mehr Besitz anzuhäufen und dem Besitz einen angemessenen Stellenwert in der Bewertung und Planung unseres Lebens zu geben.
- **Shauca** – Reinheit – meint vor allem eine innere Einstellung von Unschuld im Sinne einer Unbeflecktheit. Natürlich hat uns allen das Leben schon mal übel mitgespielt, aber wir können lernen, trotzdem ein reines und argloses Herz zu bewahren – einfach weil es sich damit besser lebt.

**»Jemand, der sich auf das beschränken kann, was er braucht und ihm zusteht (Aparigraha), fühlt sich sicher. Ein solcher Mensch findet Zeit zum Nachdenken, und er wird ein vollkommenes Verständnis von sich selbst gewinnen.«
Yoga-Sutra 2,39**

- **Santosha** – Zufriedenheit. Sie ist die maßgebliche Fähigkeit, um wirklich zur Entspannung finden zu können. Sie beinhaltet, mit dem zufrieden zu sein, was uns jetzt gerade zur Verfügung steht, und Dankbarkeit zu entfalten für das, was uns alles möglich ist.

»Tiefe Zufriedenheit lässt uns grenzenloses Glück erfahren.« Yoga-Sutra 2,42

- **Tapas** – inneres Feuer, Enthusiasmus, aber auch Selbstdisziplin. Nur wenn wir diese Fähigkeit entwickeln, werden wir auf unserem inneren Weg und auf unserem Lebensweg vorankommen. Sie treibt uns an – nicht als Willenskraft, sondern als unsere innere Glut und Sehnsucht – und schenkt uns die Disziplin, die einzelnen Schritte des Weges auch wirklich zu vollziehen.
- **Svadhyaya** – Selbststudium. Das beinhaltet, sein eigener Beobachter zu werden, sich selbst verstehen zu lernen, aber auch ganz generell zu lernen und zu studieren, um zu mehr Verständnis zu gelangen.
- **Ishvara Pranidhana** – Hingabe an das Göttliche. Das meint einerseits, darauf zu vertrauen, dass sich unser Lebensweg auf die richtige und uns angemessene Weise entfalten wird. Andererseits meint es auch, anzuerkennen, dass wir in all unserem Planen und Tun begrenzt sind, denn die göttliche Vorsehung (oder wie auch immer Sie diese Kraft nennen mögen) kann etwas ganz anderes mit uns vorhaben. Mit dieser Einstellung lässt sich ganz viel Stress vermeiden, weil Unmögliches und Unerreichbares uns nicht mehr wie ein Stachel im Fleisch sitzen müssen, wenn wir darauf vertrauen, dass unser Potenzial und unsere Begrenzungen in einem guten Verhältnis zueinander stehen.

Yoga ist Achtsamkeit

Als jemand, der die Menschen genau zu beobachten weiß, ist Patañjali sehr wohl klar, dass das Befolgen oder auch nur das ständige Reflektieren der Yamas und Niyamas einen sehr hohen Anspruch an unsere Achtsamkeit und unsere Lebensführung stellt. Deswegen gibt er uns noch einen praktischen Ratschlag mit auf den Weg.

Gründe und Konsequenzen erkennen

Er empfiehlt, dass wir, wenn wir Zweifel hinsichtlich unseres Verhaltens haben, unsere bevorstehende Handlung

danach hinterfragen sollen, was unsere eigentlichen Beweggründe sind und was wir damit bei anderen und bei uns selbst bewirken werden.
Wenn wir unser Handeln immer wieder auf diese Weise zu hinterfragen lernen, können wir zunehmend zu einem Verhalten finden, das uns in Einklang mit uns selbst und unserer Umwelt stellt.

Achtsamkeit ist der Schlüssel zu Harmonie und innerem Frieden

Die Fragen, die wir uns innerlich stellen, fordern von uns Achtsamkeit, die wir durch das Beobachten unserer Gefühle und Empfindungen, unserer Gedanken, Absichten und Erwartungen zu entwickeln lernen.
Achtsam zu sein und achtsam mit sich und anderen umzugehen heißt nun keinesfalls, immer nur vorsichtig zu sein oder sich immer mehr zurückzuziehen. Es heißt vielmehr, dass wir beginnen, yogisch zu handeln, und das meint, bewusster zu handeln. Ein bewusster Mensch ist auch ein klarer Mensch, der weiß, was er tut. Als bewusst Handelnde sind wir vielleicht nicht immer so spontan und reagieren nicht immer so schnell auf alles, was das Leben an uns heranträgt. Aber wir werden stattdessen mehr agieren, und zwar auf eine ruhigere, überlegtere und entspanntere Art und Weise. Vor allem jedoch wird eine solche Lebensführung dazu beitragen, dass vieles uns nicht mehr so stresst, aufregt und beunruhigt – und das ist das Beste, was wir für unsere Lebensqualität und unsere körperliche und seelische Gesundheit tun können.

Gelassenheit und innere Kraft

In der Entfaltung dieser Fähigkeiten kann uns der Yogaweg ein Leben lang unterstützen. Er kann uns helfen, in schwierigen Phasen mehr Gelassenheit zu bewahren und uns von den Problemen, denen wir alle unweigerlich immer wieder begegnen, nicht zu sehr vereinnahmen zu lassen.
Die Methoden des Yoga können uns diese innere Kraft schenken, die bewirkt, dass wir uns unter den Schwierigkeiten biegen, aber nicht brechen – und uns sofort wieder aufrichten, wenn das Schlimmste vorbei ist! Wie der Zweig eines Baums, der sich unter der Last des Schnees so lange neigt, bis dieser abrutscht und sich der Zweig wieder aufrichten kann.

»Unsere Yogapraxis muss drei Qualitäten vereinigen: Klärung, Selbstreflexion und die Akzeptanz unserer Grenzen.«
Yoga-Sutra 2,1

Was heißt eigentlich Entspannung?

Jeder benutzt das Wort Entspannung, aber kaum jemandem ist bewusst, was es wirklich bedeutet. Im Folgenden erfahren Sie etwas über die verschiedenen Spannungszustände von Körper und Geist und wie wir unser Nervensystem bei seinem Versuch, eine ausgeglichene Grundspannung zu erreichen, mit den Mitteln des Yoga unterstützen können.

Können wir wirklich völlig ent-spannt sein?

Sicher haben Sie schon beobachtet, wie ein kleines Kind mitten aus dem Spiel heraus in den Schlaf fällt und wie es sich nach einem kurzen Nickerchen in kürzester Zeit wieder hellwach ins Leben stürzt.
Vielleicht haben Sie auch schon einmal bemerkt, dass ein schlafendes Tier, sobald es eine Irritation wahrnimmt, in Sekundenschnelle mit allen Sinnen und Muskeln bereit ist, wegzulaufen oder sich zu verteidigen.
Diese schnellen Reaktionen sind für alle Wesen lebenswichtig und waren sicher ein entscheidender Faktor zur Erhaltung der Art über lange Zeiträume hinweg.

Lebenswichtige Grundspannung

Wir müssen fähig sein, unseren Kreislauf und unsere Muskelspannung binnen kürzester Zeit »hochzufahren«, um in der Lage zu sein, auch aus dem Tiefschlaf heraus aufzuspringen und loszurennen, wenn jemand »Feuer!« ruft.
Das ist nur möglich, weil unser Nervensystem darüber wacht, dass unsere Grundspannung nie völlig absinkt. Nur in kurzen Phasen des Tiefschlafs sinkt unsere Muskelspannung einmal sehr weit hinunter. Wir merken es daran, dass wir uns ganz benommen fühlen, wenn man uns zu diesem Zeitpunkt weckt.
Gänzlich entspannt sind wir noch nicht einmal dann, wenn wir ohnmächtig sind oder eine Vollnarkose bekommen. Wir brauchen immer eine gewisse Spannung, denn sonst könnten wir nicht atmen, und das Blut würde in den Gefäßen versacken. Die Körperspannung – fachsprachlich Tonus genannt – ist ein Bestand-

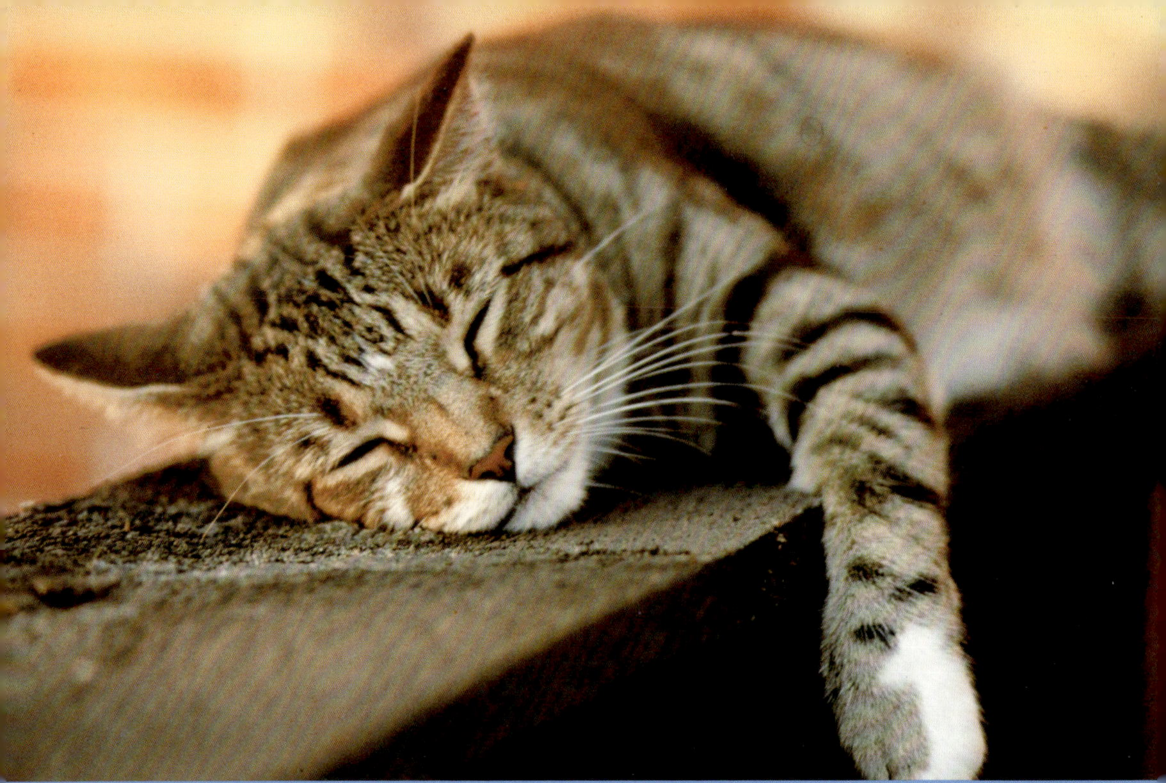

teil fast aller unserer Organsysteme. Neben der Kraft des Herzschlags bewirkt der Gefäßtonus, dass das Blut in den ganzen Körper verteilt werden kann und dass wir einen bestimmten Blutdruck halten. Der Muskeltonus bewirkt, dass das Blut zum Herzen zurücktransportiert wird, dass die Lymphe fließt, dass die Verdauung funktioniert. Vor allem aber hält diese Grundspannung der Muskulatur unser Skelett zusammen.
Wirklich entspannt sind wir erst, wenn uns die Spannkraft des Lebens verlässt und sich nach dem letzten Atemzug kein Atemmuskel mehr anspannt, um den Raum für einen weiteren Einatem zu erschaffen.

Nicht Ent-Spannung, sondern Wohl-Spannung ist das Ziel

Es kann also gar nicht darum gehen, völlig zu entspannen, sondern vielmehr darum, ein Zuviel an Spannung loszuwerden.
Das Ziel des Yoga ist daher eine Regulierung der Spannung auf körperlicher, vor allem aber auch auf geistiger Ebene, um einen Zustand der

Im Gegensatz zum Menschen muss keine Katze lernen, sich zu entspannen. Diese Kunst beherrschen sie perfekt und können für uns hervorragende Lehrer sein.

Wohlspannung – der Fachbegriff dafür ist Eutonus – zu erlangen.

Ausgleich zwischen Aktivität und Ruhe

In stressigen Situationen mobilisiert unser Organismus alle Kräfte für Kampf oder Flucht und reduziert dafür momentan unwichtige Funktionen wie etwa die Verdauung. Hält dieser Zustand langfristig an, werden wir krank, da unser Körper einen solchen Ausnahmestatus auf Dauer nicht verkraftet.

Ein Tagesablauf, in dem wir häufig gegen den eigenen Rhythmus leben, lässt uns den richtigen Umgang mit der Polarität von Aktivität und Ruhe verlernen. Andauernder Stress signalisiert Körper und Geist Daueralarm und löst so ständige Anspannung aus. Deswegen können die meisten Menschen nicht naturgegeben einfach entspannen, sondern müssen es wieder erlernen und einüben – bis der Spannungsausgleich eines Tages wieder selbstständiger funktioniert – vorausgesetzt, dass unsere Lebensumstände das zulassen.
Da wir von unserer Konstitution her alle sehr unterschiedlich sind, braucht jede(r) von uns zudem sein speziell es Entspannungsprogramm – nämlich eines, das seinen Voraussetzungen und Eigenheiten entspricht.
Deswegen werden Sie in diesem Buch auch ganz unterschiedliche Übungen und Programme finden, um Ihnen die Möglichkeit zu geben, herauszufinden, womit Sie die gewünschten Ergebnisse erzielen können.

Den Zustand der Wohlspannung erreichen

Wohlspannung bedeutet in unterschiedlichen Lebenssituationen jeweils etwas anderes, denn unser Grundtonus ist einfach ein anderer, wenn wir sehr konzentriert arbeiten oder wenn wir Ferien haben, wenn wir emotional aufgewühlt, besorgt, ängstlich, depprimiert sind oder ausgeglichen, optimistisch, glücklich.
Um in den Zustand der Wohlspannung zu finden, müssen wir vor allem in der Lage sein, zu spüren, was wir loswerden müssen. Meist müssen wir Spannung loslassen, manchmal aber auch die Trägheit und Schwere.
Diese Innenwahrnehmung entwickelt sich nur ganz allmählich durch die ganze Kindheit und das Erwachsenenalter hindurch, und sie wird sich auch nur dann entfalten, wenn wir sie bewusst trainieren – etwa mit den Mitteln des Yoga –, weil wir uns innerlich spüren *wollen*.
Es gibt also kein Programm in uns, das zu geeigneter Zeit einfach auf

Wohlspannung umschaltet. Sonst würde man nicht gerade am Übergang vom Stress in die Freizeit einen signifikanten Anstieg von spannungsbedingten Beschwerden wie Migräne, Rückenschmerzen, prämenstruellem Syndrom (PMS) beobachten können. Wir müssen vielmehr dieses innere Programm selbst erschaffen und es willentlich einschalten, wenn wir zu Wohlspannung und innerer Ausgeglichenheit finden wollen.

Yoga ist erwiesenermaßen eines der besten Übungsprogramme, solch einen Spannungsausgleich einzuüben. Denn in jeder Yogahaltung und Atemübung geht es darum, das eigene Maß an Anstrengung und Loslassen zu finden, so dass der Atem frei fließen kann und die Übung uns wohl tut.

Mit Yoga in die Balance

Wenn wir nicht lernen, Stress auszugleichen und abzubauen, dann ist die Gefahr groß, dass wir an Körper und Seele erkranken. Die tiefe Erschöpfung, die uns nach dem Stress überfällt, hilft allerdings kaum, uns wieder zu regenerieren, denn wir erholen uns am besten, wenn unser ganzes System wohlgespannt ist. Es tritt sogar das Gegenteil einer Erholung ein, denn die Erschöpfung wird immer größer, zehrt immer mehr an uns, bis unser Akku schließlich völlig leer ist … Oft werden wir zu einem solchen Zeitpunkt krank: Der Körper verordnet uns eine Zwangsruhepause.

Viel sinnvoller ist es deshalb, mit den Yogaübungen zu lernen, bereits in der Aktivität etwas entspannter zu bleiben, damit wir in Ruhepausen etwas mehr Spannkraft bewahren können. Wenn die Ruhe bereits in der Aktivität angelegt ist und ein noch der Aktivität verbundener Muskeltonus die Ruhe trägt, dann stellt sich zunehmend wieder Harmonie ein – wie im Symbol des Yin und Yang, das beide Energien, die aktive und die ruhende, in vollkommener Ausgewogenheit zeigt.

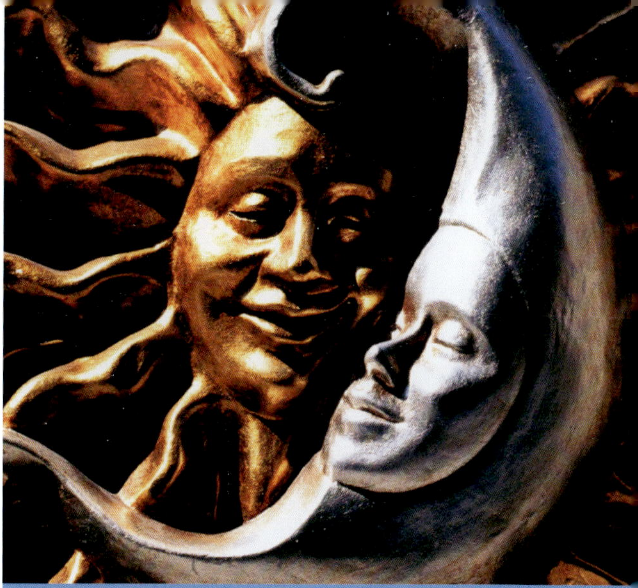

Sonne und Mond symbolisieren im Yoga die Polarität von Aktivität und Ruhe, Verstand und Gefühl – die sich im Gleichgewicht befinden sollten, denn dominiert ein Aspekt, bedeutet das Stress für den Organismus.

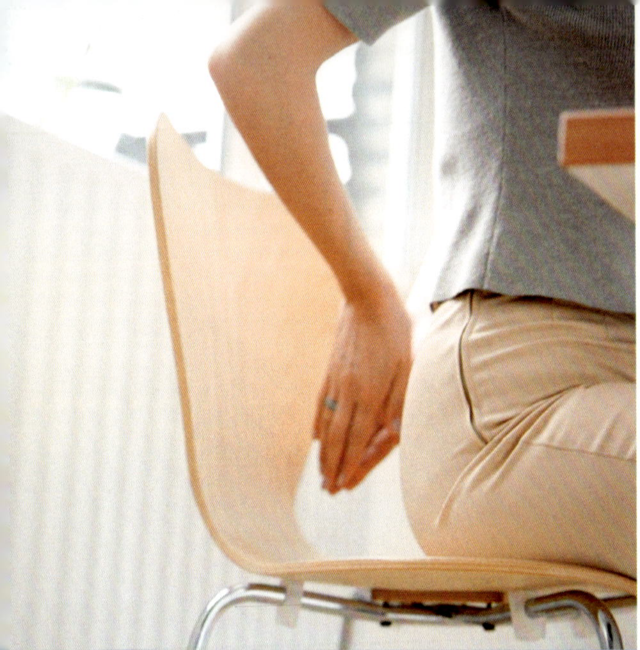

Dehnungs- und Entspannungsübungen können Sie leicht im Berufsalltag zwischendurch einschieben. Machen Sie Kollegen und Chef einfach klar, dass dies Ihre Form der Kaffeepause ist.

Hatha-Yoga: Sonne und Mond ausgleichen

Der Hatha-Yoga ist ein Weg, um unsere Energien auszugleichen. Die Silbe Ha heißt Sonne, und tha heißt Mond. Die Sonne steht für unser aktives, nach außen gewandtes Leben und den Verstand, der Mond für die Ruhepausen, das In-sich-Gehen, die Gefühle und die Intuition.
Sonne und Mond werden im Yoga als Polaritäten angesehen – wie die zwei Seiten einer Medaille. Wenn wir nur einen dieser Pole leben, dann werden wir in ein Ungleichgewicht kommen, und zwar vor allem, wenn wir immer nur dem aktiven – heißen – Sonnenaspekt Raum geben.

Auch Stress ist in diesem Bereich angesiedelt, denn dauernd aktiv und gefordert zu sein, dauernd entscheiden zu müssen, immer voll konzentriert zu sein, bedeutet für unseren Organismus Stress.

Yoga statt der Kaffeepause

Mit den Methoden des Hatha-Yoga können Sie lernen, durch bestimmte Körperhaltungen, Atemübungen oder Kurzmeditationen Körper und Geist den benötigten Ausgleich anzubieten.
Sie können lernen, sich immer wieder kurzfristig nach innen zurückzuziehen, ohne dass Ihre Umgebung es auch nur mitbekommt.
Bald wird es Ihnen wahrscheinlich zur Gewohnheit werden, solche Minipausen zur geistigen Regeneration in Ihrem Alltag zu etablieren, wenn Sie merken, dass diese wohltuender sind als die üblichen Kaffee- und/oder Zigarettenpausen. Die Minipausen bewirken langfristig, dass Sie von den Anforderungen des Alltags nicht mehr so erschöpft werden und sich Ihr Nervensystem allmählich ausgleichen wird.

Beständigkeit führt zum Erfolg

In den letzten Jahren sind die vielfältigen Entspannungsmethoden wie Autogenes Training, Progressive Muskelentspannung, Atemübungen, Meditation und der Hatha-Yoga zunehmend in ihren Wirkungen wissenschaftlich erforscht worden. Dabei hat sich herausgestellt, dass fast alle diese Methoden eine ähnliche Wirksamkeit

Was bewirkt eine entspannende Yogapraxis?

Bei folgenden Beschwerden konnte die Wirksamkeit von ausgewählten Yogaübungen, Atemübungen und der Meditation nachgewiesen werden:

- allgemeine Nervosität, innere Anspannung und Gereiztheit
- Muskelverspannungen
- Schlafstörungen
- Bluthochdruck
- Asthma
- Suchterkrankungen
- neurotische Störungen wie leichtere Form der Depression und Angststörungen.

Folgende physiologische Veränderungen wurden häufig beobachtet:

- Abnahme der Grundspannung der Skelettmuskulatur
- verbesserte Durchblutung der Peripherie des Körpers (Hände, Füße, Gesicht)
- geringfügige Verlangsamung des Herzschlags
- Senkung des arteriellen Blutdrucks
- Der Atem wird langsamer, ruhiger, regelmäßiger
- Veränderung des Musters der Gehirnwellen im Sinne des Ruhigwerdens (sie gleichen denen im Zustand des Einschlafens, aber die Übenden bleiben hellwach)
- Zunahme von Thetawellen im Stirnhirn, wodurch häufig intensive, angenehme Gefühle hervorgerufen werden.

(Alle Wirkungen nach Ullrich Ott, in: D. Vaitl/F. Petermann, »Entspannungsverfahren«, Buchtipp Seite 78.)

»Durch das Erlernen und die Praxis von Meditationstechniken konnten vor allem bei Stress, hohem Blutdruck und Angst klinisch relevante positive Wirkungen erzielt werden.«
Ullrich Ott

zeigen, jedoch nur unter bestimmten Voraussetzungen.

Diese Voraussetzungen sind:

- **Eine regelmäßige Übungspraxis.** Sie braucht nicht besonders lang andauernd oder besonders intensiv zu sein, aber sie *muss* regelmäßig sein – am besten jeden Tag zur gleichen Zeit und immer über einen längeren Zeitraum mit einer unveränderten oder nur wenig variierten Übungsfolge.

Üben in der Gruppe ist oft besonders entspannend, da man sich ganz den Anleitungen des Yogalehrers überlassen kann.

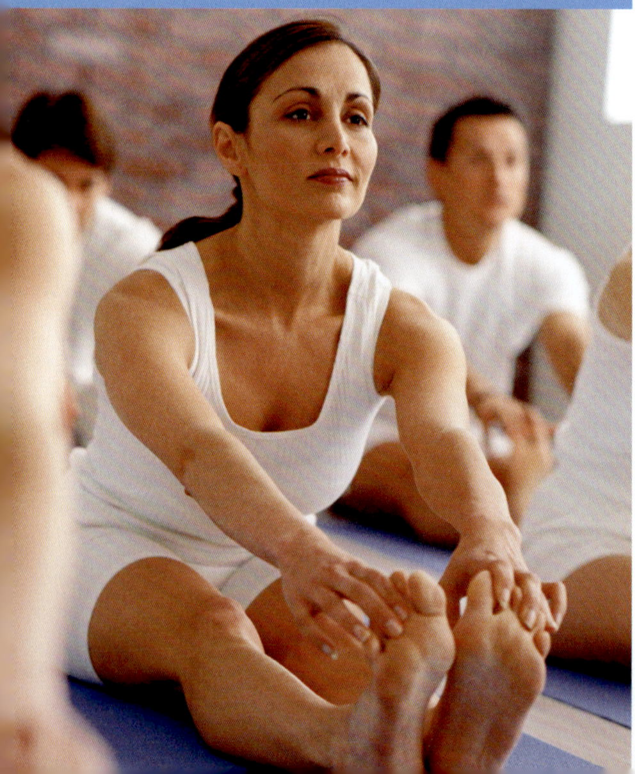

- **Ausdauer in der Übungspraxis.** Wirkliche Erfolge zeigt eine Übungspraxis erst dann, wenn sie über viele Monate auf unseren Organismus und Geist einwirken kann. Erst dann bewirkt sie eine grundlegende Umstimmung, so dass wir beginnen, unter allen Umständen entspannter zu bleiben, oder zumindest wesentlich schneller zur Entspannung zurückfinden können.
- **Geduld mit sich selbst.** Viele der Angewohnheiten, mit denen wir uns schaden, haben wir uns über Jahre hinweg angewöhnt. Und etwas Gewohntes, auch wenn es uns nicht gut tut, lässt sich nicht einfach abstellen. Unser Gehirn braucht immer eine Weile, bis etwas Neues so integriert ist, dass es das Alte wirklich überlagert und verdrängt. Nun ist es gerade, wenn man angespannt ist, nicht leicht, geduldig zu sein. Aber wenn Sie wirklich eines Tages entspannter und gelassener werden wollen, haben Sie keine andere Wahl. Machen Sie die Geduld zu einer Ihrer wichtigsten Übungen. Davon werden Sie selbst, aber auch die Menschen in Ihrer Umgebung sehr profitieren – und Geduld ist eindeutig stressreduzierend!

Richtig üben – von Anfang an

Sich jeden Tag eine Insel der Entspannung zu erschaffen, um den Strapazen des Alltags entgegenzuwirken, das ist ein Vorsatz, den wir immer wieder fassen – und der dann doch so schwierig umzusetzen ist.

Wo sollen wir nur die Zeit zum Üben finden? Und wenn wir sie uns genommen haben – was sollen wir üben, um wieder zur Wohlspannung zurückzufinden? Worauf müssen wir achten? Wenn Sie auch zu den Menschen gehören, die festgestellt haben, dass immer dann, wenn sie sich hinlegen, um endlich zur Ruhe zu kommen, die Gedanken in voller Wucht auf sie einstürmen und an Entspannung gar nicht zu denken ist, dann werden Sie nun eine Unterstützung finden, die Ihnen den Einstieg in die Praxis und das Verweilen in der Ruhe erleichtert: Legen Sie einfach die beiliegende CD ein, rollen Sie Ihre Matte aus und beginnen Sie, eines der kleinen Programme zu üben, die 20 bis 25 Minuten dauern. Dafür werden Sie sicher irgendwo in den 24 Stunden eines Tages eine Nische finden. Denken Sie dran: Je mehr Stress Sie haben, desto nötiger brauchen Sie das Üben und desto hilfreicher ist es!

Jeder kann mit Yoga beginnen

Die Übungen dieses Buches sind so aufgebaut, dass sie jede und jeder ohne Vorkenntnisse oder Voraussetzungen üben kann. Weder Alter noch mangelnde Gelenkigkeit noch die »normalen Zivilisationsbeschwerden« – wie Rücken- und Kopfschmerzen, Nervosität oder der übliche Verschleiß der Gelenke – sind Hinderungsgründe. Es gibt jedoch einige Erkrankungen, die erfordern, dass Sie zuerst Rücksprache mit Ihrem Arzt halten.

Wann ist Vorsicht geboten?

Üben Sie in folgenden Fällen besonders achtsam und behutsam:

- wenn Sie sich sehr erschöpft fühlen (wählen Sie dann vor allem eine der Entspannungshaltungen)
- bei allen Kreislaufschwankungen (besonders aber bei stark erniedrigtem und schwankendem Blutdruck)
- bei allen akuten Schmerzzuständen und Entzündungen (lassen Sie

Wenn Sie sich eigentlich jeden Tag eine Yogapraxis schenken wollen, um zu mehr Ruhe und innerer Kraft zu finden, und es kommt Ihnen ständig etwas dazwischen, dann versuchen Sie es unerschüttert am nächsten Tag aufs Neue. Schauen Sie nicht darauf, dass es gestern nicht geklappt hat – beginnen Sie heute!

unbedingt abklären, wodurch sie ausgelöst werden!)

- Wenn Sie sich deprimiert und niedergedrückt fühlen, dann beobachten Sie, ob die ruhigen Übungen dieses Buches Ihnen gut tun oder ob es Ihnen besser geht, wenn Sie sich bewegen, wenn Sie also an einem solchen Tag einen kraftvollen Spaziergang der Yogapraxis vorziehen.

Wann sollten Sie nicht üben?

- Bei akuten starken Schmerzen, etwa bei einem akuten Migräneanfall
- Wenn Sie unter einer schweren Depression oder Angststörung leiden, wechseln Sie immer zu einem aktiveren Übungsprogramm, wenn Sie merken, dass Sie durch das ruhige Üben eher noch unruhiger und nervöser werden (zum Beispiel in meinem Buch mit CD »Yoga – Mehr Energie und Ruhe«, Buchtipp Seite 78).

Finden Sie eine gute Zeit zum Üben

Jede Zeit am Tag, in der Sie etwa 25 Minuten lang ungestört sein können, ist für Ihre Yogapraxis geeignet.

- Das kann am **Morgen** noch vor dem Frühstück sein, um den Tag schon ruhig und gesammelt zu beginnen. Der frühe Morgen ist auch die Zeit, den die Yogis seit je favorisieren, denn nur dann können wir – in der Regel – sicher sein, nicht gestört zu werden.
- Vielleicht ist aber die einzige Zeit, über die Sie gut verfügen können, Ihre **Mittagspause** – dann üben Sie einfach mittags vor dem Essen (zum Beispiel die Entspannungsübung Yoga Nidra anstelle einer Siesta!).
- Das Üben am **Abend** schließt den Alltag ab und gibt dem Feierabend eine andere Qualität. Stellen Sie nur sicher, dass Ihre Umgebung weiß und akzeptiert, dass Sie eine kurze Auszeit nehmen, um sich zu regenerieren. Schalten Sie Telefon und Handy ab und ziehen Sie sich zurück. Achten Sie darauf, dass seit Ihrer letzten größeren Mahlzeit mindestens drei Stunden vergangen sind, und trinken Sie unmittelbar vor dem Üben keine größeren Mengen Flüssigkeit.

Yoga einmal täglich

Das tägliche Üben wird bereits nach wenigen Monaten deutlich wahr-

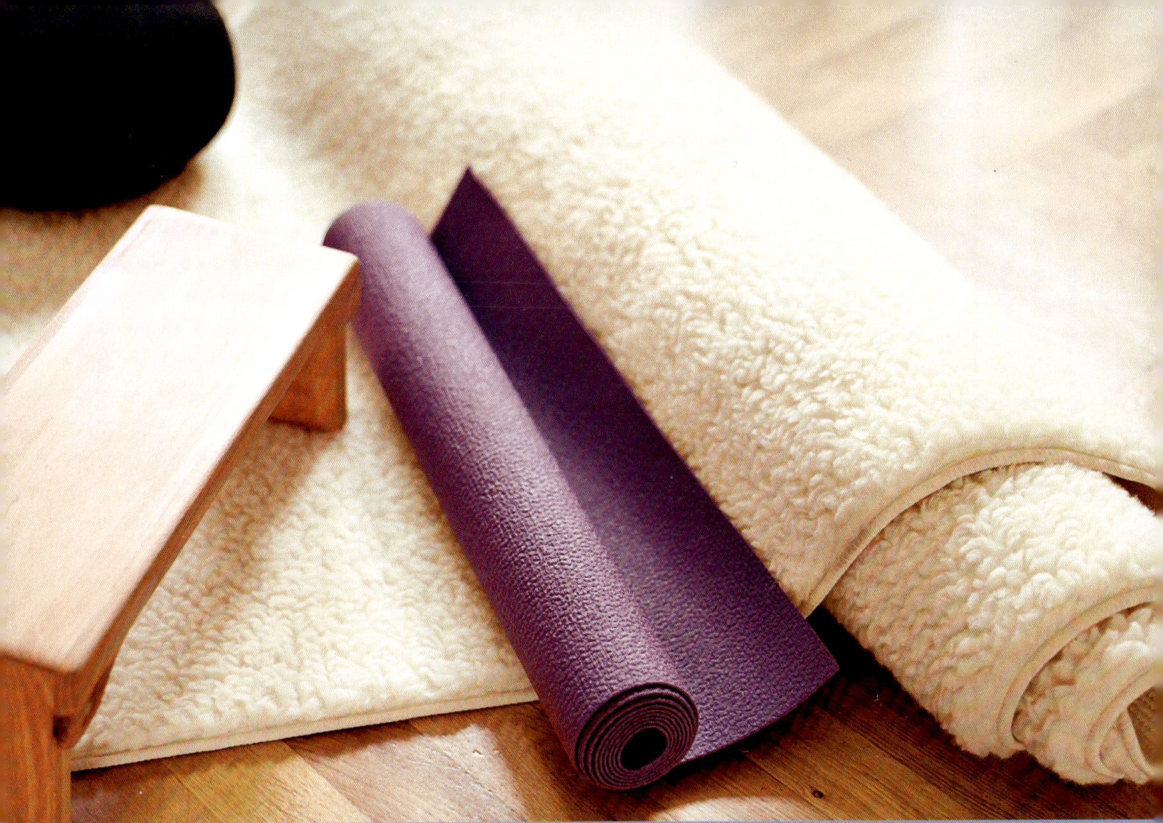

nehmbare Wirkungen zeigen. »Monate« klingt erst mal lang, aber bedenken Sie, wie viele Jahre einer unangemessenen Behandlung Ihr Körper gebraucht hat, bis er die Beschwerden zeigte (zum Beispiel die Nackenverspannung), die Sie heute veranlassen, mit dem Üben zu beginnen. Seien Sie also geduldig mit sich! Die Haltungen, Bewegungen und Entspannungsübungen des Yoga sind so lange erprobt und immer wieder verbessert worden, dass die Wirkungen gar nicht ausbleiben können!

Das brauchen Sie zum Üben

Sie brauchen bequeme Kleidung, also je nach Temperatur eine Gymnastikhose oder einen Gymnastikanzug, ein T-Shirt oder Sweatshirt und für die Entspannungsübungen warme Socken. Achten Sie darauf, dass die Kleidung Sie nicht einengt (BH!).
An Ihrem Übungsplatz brauchen Sie eine weiche Unterlage. Es empfiehlt sich auf jeden Fall die Anschaffung einer warmen, weichen Yogamatte, die

Eine weiche und eine rutschfeste Yogamatte sowie eine für Sie angenehme Sitzhilfe erleichtern Ihnen das Üben und das Loslassen.

Auch wenn Sie Schmerzen plagen, werden Sie in diesem Buch vieles finden, was Sie üben können und was die Schmerzen verschwinden lässt oder dem Körper hilft, besser mit ihnen umzugehen.

Sie schon dadurch, dass sie so kuschelig ist, einlädt, sich auf ihr auszustrecken. Für einige Übungen wird Ihnen eine rutschfeste Matte hilfreich sein. Für die Übungen im Sitzen (auf dem Boden) ist es angenehm, ein Meditationskissen oder -bänkchen zu haben. Nehmen Sie ein Bänkchen, wenn Sie Knieprobleme oder Durchblutungsstörungen in den Beinen haben (Krampfadern). Das Kissen sollte nicht zu hoch und nicht zu fest sein. Für die Entspannungsübung brauchen Sie ein flaches Kissen, um es unter den Kopf zu legen, eine leichte Decke und eventuell Polster und/oder ein Jumbokissen, wenn Sie öfter unter Rückenschmerzen leiden.
Die ganze Ausrüstung wird ungefähr 100 Euro kosten und Ihnen viele Jahre dienen (Bezugsquellen Seite 78).

Sinnvoll üben mit Buch und CD

Bevor Sie mit dem Üben beginnen, schauen Sie sich erst einmal in Ruhe die Übungskapitel an. Auf der CD hören Sie die Anleitungen für ausgewählte Übungen. Im Buch finden Sie darüber hinaus viele Alternativen für den Fall, dass Ihnen etwas Mühe macht, und Ergänzungen, damit Ihnen die Übungen auf Dauer nicht langweilig werden.
Machen Sie sich besonders mit den Vorsichtsregeln der einzelnen Haltungen und Entspannungsübungen vertraut. Wenn einer der Hinweise auf Sie zutrifft, seien Sie besonders achtsam beim Üben.

Passen Sie die Übungsdauer Ihren Bedürfnissen an

Sie können Ihre Übungszeit flexibel gestalten:

- Die kleinen Übungsprogramme, die auf Seite 75 und in der hinteren Umschlagklappe empfohlen werden, dauern jeweils etwa 21 bis 25 Minuten.
- Die Programme 1, 3 und 4 können Sie mit dem Yoga Nidra kombinieren. Planen Sie dafür etwa eine Dreiviertelstunde ein.
- Wenn Sie mehr Zeit haben, können Sie das ganze Programm der CD üben. Es dauert rund 70 Minuten.

Üben Sie anfangs lieber etwas kürzer oder weniger intensiv – damit es Ihnen nützt und nicht schadet. Lesen Sie genau durch, wofür die Übungen gut sind. Versuchen Sie, während Sie üben, sich immer wieder daran zu erinnern (etwa »Jetzt lasse ich alle Anspannung des Tages wieder los«). Die Erinnerung an die positive Wirkung Ihres Tuns wird so zu einer Affirmation, die aus dem Unbewussten heraus die Wirkung verstärkt.

Leisten Sie sich von Zeit zu Zeit einen Lehrer

Bücher und CDs zum Üben sind wunderbar, denn sie machen uns unabhängig von festen Kurszeiten und Anfahrtswegen und ersparen uns die Kurskosten. Dennoch sollten Sie wenigstens von Zeit zu Zeit in den Unterricht eines versierten Yogalehrers gehen. In der Gruppe entsteht eine ganz andere Stimmung, als wenn Sie alleine üben. Die Ruhe und Entspannung des Lehrers und die anderen Kursteilnehmer erzeugen gewissermaßen ein großes energetisches Feld, das Sie selbst mit erschaffen, in das Sie sich aber auch hineinbegeben. Es wird Sie unterstützen, selbst länger ruhig und gesammelt zu bleiben, wodurch sich die Wirkungen der Übungen deutlich verstärken können. Außerdem wird ein Lehrer seinen Unterricht ständig verändern, indem er zum Beispiel die Ansagen der Entspannungsübungen oder Bewegungsabläufe und Haltungen immer wieder leicht variiert oder sie von Zeit zu Zeit austauscht. Das kann Ihnen das Üben mit der CD naturgemäß nicht bieten. Ein Lehrer ist auch ein Ansprechpartner für Ihre Fragen, er kann Ihnen vermitteln, wie Sie in Ihrem Prozess voranschreiten, und falsche Angewohnheiten korrigieren.

Eine gute Ausbildung ist wichtig

Achten Sie darauf, dass Ihr Lehrer gut ausgebildet ist. Scheuen Sie sich nicht, nach seinen Qualifikationen zu fragen. International anerkannte Ausbildungen dauern vier Jahre und beinhalten gute medizinische Kenntnisse. Achten Sie auf das Prädikat »YogalehrerIn BDY/EYU«. Diese Lehrer/-innen haben eine Anerkennung des Berufsverbands der Yogalehrenden in Deutschland (BDY) und der Europäischen Yogaunion (EYU).

Eine gute Yogalehrerin, ein guter Yogalehrer stellt vor allem das Wohl seiner Teilnehmer in den Mittelpunkt des Unterrichts und holt sie dort ab, wo sie gerade stehen.

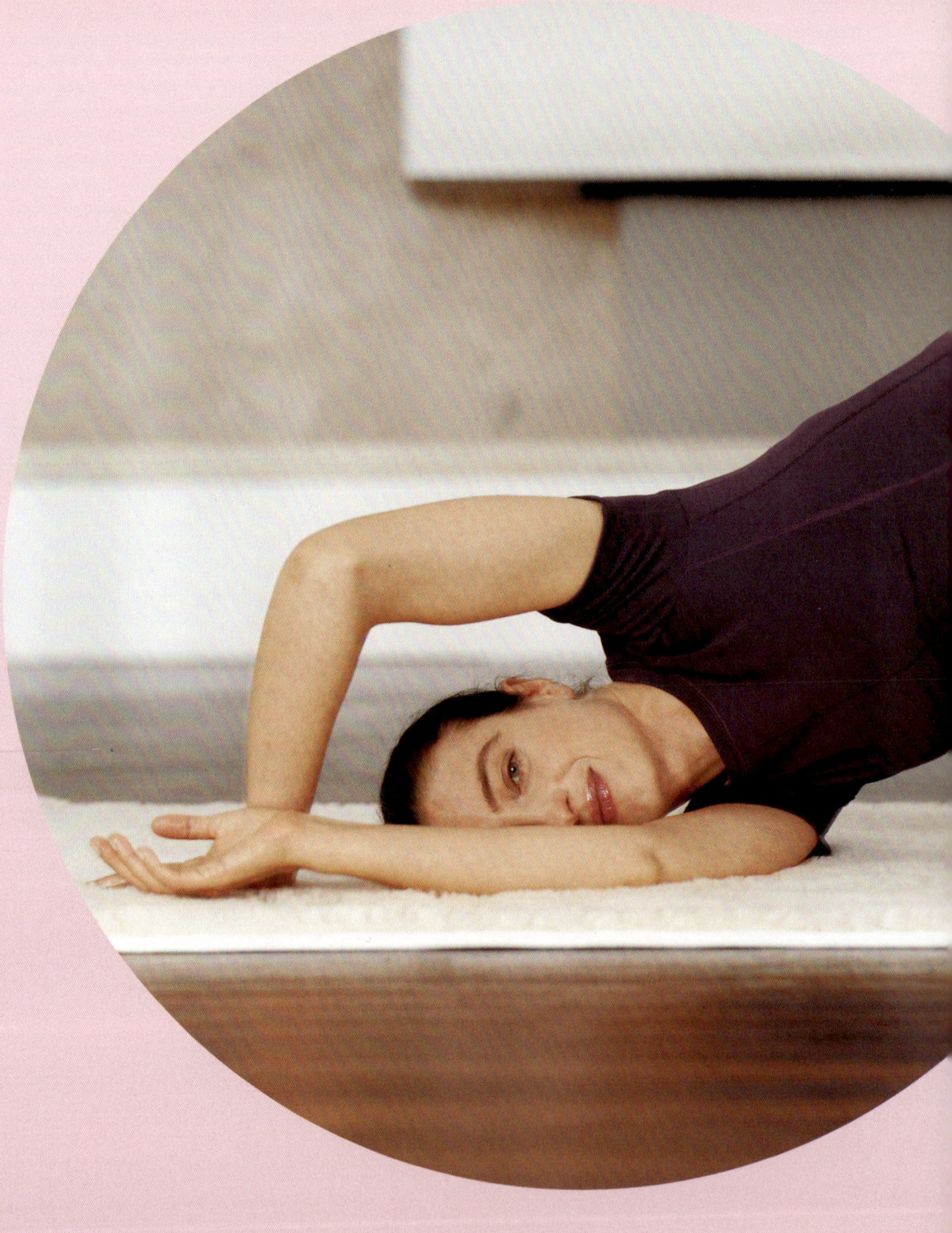

YOGAÜBUNGEN ZUM ENTSPANNEN

Viele Bewegungsabläufe und Übungen im Yoga sind so angelegt, dass sie helfen, den Körper zu entspannen und den Geist zu beruhigen. In diesem Kapitel stelle ich Ihnen die wichtigsten Übungen vor sowie die Prinzipien, nach denen sie funktionieren. Das wird Ihnen helfen, das im Yoga Gelernte besser in Ihren Alltag einfließen zu lassen. So wird Ihre Yogamatte zum Übungsfeld für mehr Gelassenheit und Ruhe im täglichen Leben werden.

Wie Yogaübungen beim Entspannen helfen können

Wenn Yoga uns helfen soll, die Anspannung des Geistes und die Verspannung der Muskeln zu lösen, dann muss das Üben bestimmten Prinzipien folgen.

Im Grunde genommen können Sie in jedem Asana und jedem Bewegungsablauf einen Aspekt entdecken, der Ihnen hilft, loszulassen, und zwar auch in der Anspannung, der Anstrengung und in der schnellen Abfolge. Lernen Sie, dass die eigentliche Anspannung immer im Geist beginnt.

Grundsätzlich kann fast jede Yogahaltung und jeder Bewegungsablauf so eingesetzt werden, dass wir durch das Üben angeregt oder beruhigt werden. Dennoch zeigt die Erfahrung, dass bestimmte Körperhaltungen und eine bestimmte Form zu atmen die Entspannung mehr begünstigen als andere.

Die Prinzipien des Übens

In diesem Ratgeber kann die Vielfalt der hilfreichen Übungen nur beispielhaft dargestellt werden. Diese Beispiele und die Erklärungen dazu können Ihnen jedoch helfen, die Prinzipien eines Übens zu verstehen, das Körper und Geist zur Ruhe führt:

- die Betonung und Verlängerung der Ausatmung
- das wohlige Dehnen und In-die-Haltung-hinein-Schmelzen
- das Loslassen und Sich-sinken-Lassen in den Vorbeugen
- das Prinzip der Umkehr.

Zudem kennt der Yoga eine ganze Reihe »klassischer« Entspannungshaltungen – wie die Rückenlage, die Seitlage und die Bauchlage – sowie eine Reihe von gestützten und gepolsterten Ruhehaltungen.

Die Betonung und Verlängerung der Ausatmung

»Lass doch erst mal Luft ab!«, sagen wir zu jemandem, der sich vor Ärger, Überforderung oder anderen negativen Gefühlen aufgeplustert hat. Oft weicht dann die Über-Spannung mit einem

Seufzen oder Aufatmen von ihm. Diesen Mechanismus machen sich auch einige Yogaübungen zunutze. Außerdem unterstützen sie uns, unseren eigenen Atemrhythmus – und damit unseren inneren Rhythmus – wieder zu finden und ihn zum Taktgeber der Bewegungen werden zu lassen.

Das wohlige Dehnen und In-die-Haltung-hinein-Schmelzen

Haben Sie schon mal eine Katze gesehen, die ständig verspannt oder nervös ist? Selbst wenn es die Umstände ergeben, dass sie sich aufregen muss, dann wird sie sich, kaum dass sich die Wogen wieder geglättet haben, dehnen und gähnen und dann irgendwo wie hingegossen liegen, um sich von der Aufregung zu erholen. Hier hat der Yoga unseren bepelzten Wohlfühlexperten einiges abgeschaut. Auch Gähnen und Seufzen sind erlaubt, um den Atem wieder fließen zu lassen.

TIPP

➤ Nutzen Sie jede Gelegenheit, um sich auch während des Tages einmal zu dehnen. Wenn möglich, seufzen und stöhnen Sie wohlig. Wenn Sie gähnen müssen, reißen Sie – wann immer es geht – den Mund ganz weit auf: Das entspannt den Mundraum und den Nacken!

Das Loslassen und Sich-sinken-Lassen in den Vorbeugen und das Prinzip der Umkehr

Es kann so wohl tun, sich einmal wirklich »hängen lassen« zu dürfen! Alles, was sich im Stress des Tages zusammengezogen hat – einschließlich der Falten auf der Stirn –, kann sich wieder lösen und glätten, überflüssige Anspannung kann abfließen. Auch in den Umkehrhaltungen findet der Geist schnell zur Ruhe. Das hat mehrere Gründe. Die Fließrichtung des Blutes wird umgedreht und damit das Herz entlastet, so dass es ruhiger schlägt. Die Bauchatmung, die uns hilft, schnell wieder vom Kopf in den Bauch zu kommen, wird unterstützt. Dadurch schaltet auch das Nervensystem auf Entspannung um.

Die Betonung und Verlängerung der Ausatmung

Beobachten Sie bei den folgenden Bewegungsabläufen, ob Sie länger und leichter durch Nase oder Mund ausatmen können. Setzen Sie beim Ausatmen durch den Mund die »Lippenbremse« ein, indem Sie die Luft mit »ffff« oder »wwww« entlassen.

Auf der CD
Track 3

Ausatmend loslassen – Bewegungsablauf 1

- Kommen Sie in die Rückenlage und achten Sie darauf, hinter sich ausreichend Platz für die Arme zu haben. Stellen Sie die Beine angebeugt auf, die Füße hüftgelenkbreit und parallel zueinander. Atmen Sie ruhig aus. ❶
- Drücken Sie mit den Außenkanten der Fersen »in« oder gegen den Boden. Heben Sie Becken und Rücken in die Schulterbrücke. Führen Sie gleichzeitig die Arme über oben nach hinten. ❷
- Führen Sie mit dem ersten Drittel der nächsten Ausatmung Rücken und Becken zurück zum Boden. ❸
- Ziehen Sie mit dem zweiten Drittel der Ausatmung ein Bein nach dem anderen an den Bauch und umfangen Sie beide Beine mit den Armen. ❹
- Heben Sie mit dem dritten Drittel der Ausatmung den Kopf und ziehen Sie Kopf und Knie aufeinander zu. ❺
- Legen Sie einatmend den Kopf wieder ab, führen Sie die Arme über oben nach hinten und strecken Sie die Beine nach oben in die Senkrechte. ❻
- Stellen Sie mit dem ersten Drittel der Ausatmung den rechten Fuß zurück zum Boden, ❼
  mit dem zweiten Drittel der Ausatmung den linken Fuß ❽
  und führen Sie mit dem dritten Drittel der Ausatmung die Arme zurück neben den Körper. ❶

WORAUF SIE ACHTEN SOLLTEN

- Wenn Sie ohnehin schon einen sehr niedrigen Blutdruck haben, bewegen Sie die Arme immer gedehnt. Bei Bluthochdruck hingegen lassen Sie Arme und Beine eher etwas gebeugt.
- Sollte die Übungsfolge für Ihren Ausatem zu lange dauern, dann nehmen Sie einfach nach Bedarf einen Zwischenatem.

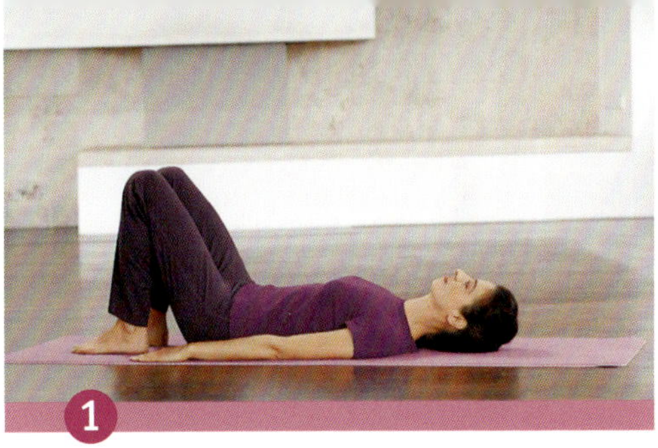
1

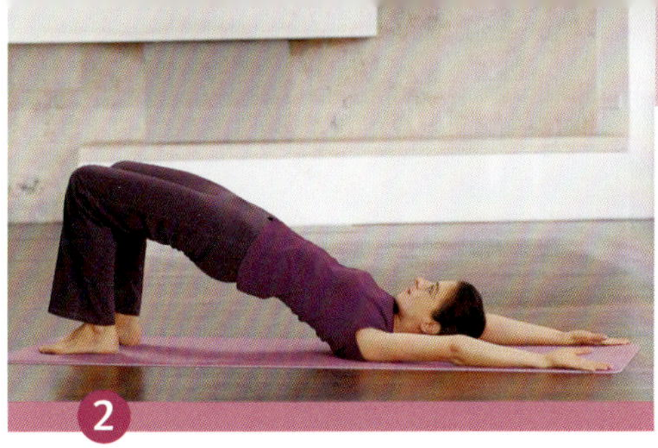
2

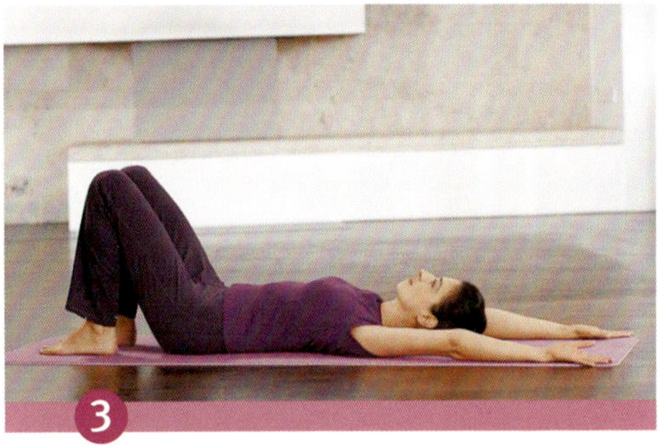
3

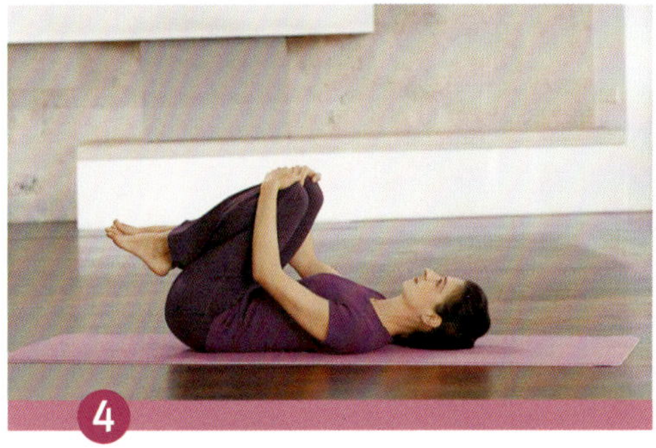
4

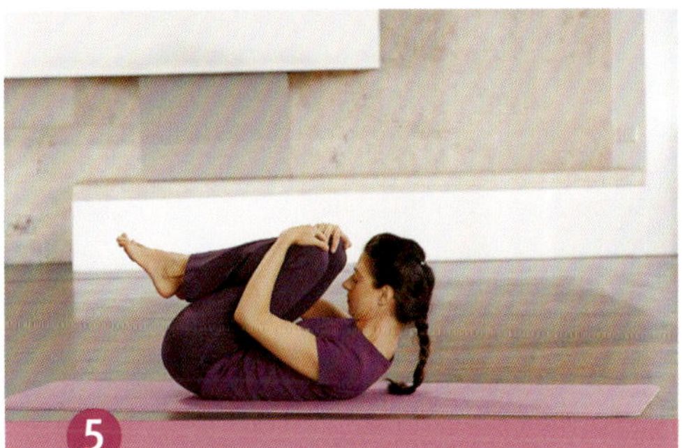
5

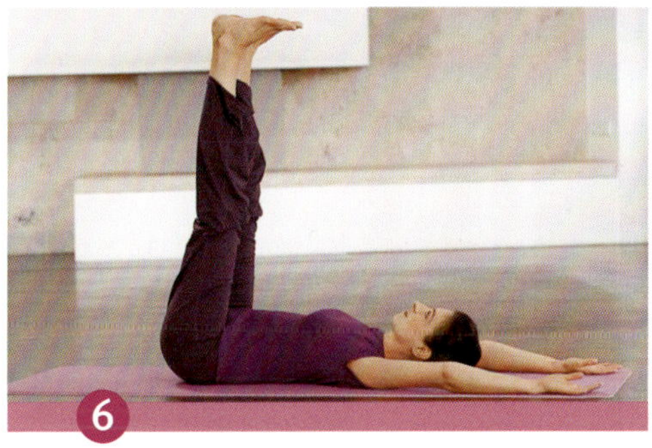
6

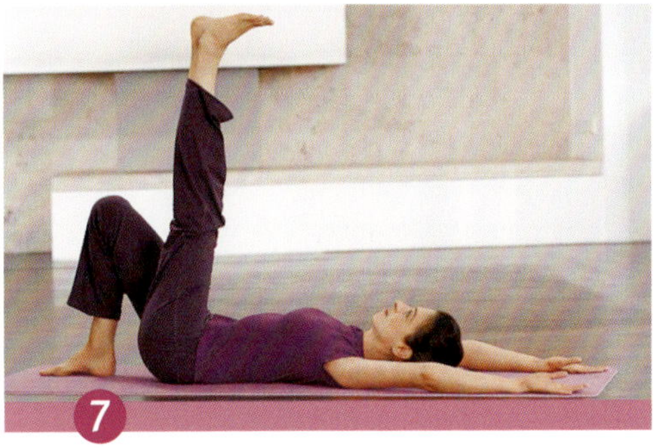
7

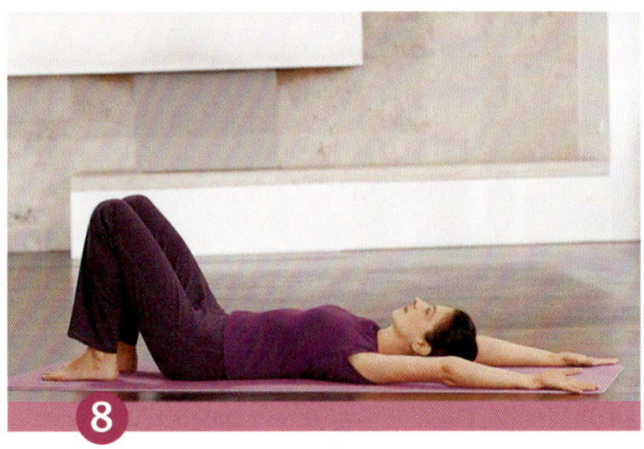
8

Sie sind nun wieder in der Ausgangshaltung.

- Wiederholen Sie diesen Ablauf ungefähr sechsmal in Ihrem Atemrhythmus. Das bedeutet, dass die Geschwindigkeit, mit der Sie atmen, die Geschwindigkeit der Bewegung bedingt. Versuchen Sie, Ihren Atem dabei immer länger und feiner werden zu lassen. Das wird möglich sein, wenn Sie ihm Zeit lassen, sich nach und nach an die geforderte Verlängerung der Ausatmung anzupassen.

Auf der CD
Track 4

Ausatmend loslassen – Bewegungsablauf 2

Sie brauchen für diese Übung Ihre rutschfeste Matte. Wann immer es notwendig ist, nehmen Sie einen Zwischenatem.

- Lassen Sie im Fersensitz das Gesäß zu den Fersen und die Stirn Richtung Boden sinken. Strecken Sie die Arme weit nach vorn aus. Die Hände sind schulterbreit voneinander entfernt und die Finger gespreizt (Mittelfinger parallel). Atmen Sie ein. ❶
- Runden Sie ausatmend den Rücken vom Becken bis zum Kopf wie zu einem Katzenbuckel und kommen Sie langsam hoch in den Vierfüßlerstand. ❷
- Biegen Sie einatmend Ihre Wirbelsäule vom Becken bis zum Kopf durch, so dass eine harmonische, langgezogene Rückbeuge entsteht. Nacken und Kopf bleiben dabei in der Linie der Wirbelsäule. Stellen Sie die Zehen auf. ❸
- Schieben Sie sich ausatmend nach oben und hinten in die Haltung des Hundes, der sich dehnt. ❹ Biegen Sie Ihren Rücken ganz durch und atmen Sie ruhig und tief ein.
- Sobald der Ausatem kommt, runden Sie den Rücken wieder nach oben und bringen die Knie behutsam zum Boden. ❷

WORAUF SIE ACHTEN SOLLTEN

- Wenn Sie Mühe haben, in der Ausgangshaltung mit dem Gesäß zu den Fersen zu kommen, dann lassen Sie Ihr Becken nur so weit sinken, wie Ihre Gelenke es tolerieren.
- Sollten Sie Mühe haben, auf den Händen zu stehen (wegen eines Karpaltunnelsyndroms oder Ähnlichem), dann führen Sie den ganzen Ablauf im Unterarmstand aus.

- Atmen Sie weiter aus, bleiben Sie im Katzenbuckel und ziehen Sie sich langsam mit dem Gesäß zurück zu den Fersen, bis Sie wieder in Position 1 sind.
- Wiederholen Sie diesen Ablauf sechsmal im Rhythmus Ihres Atems und versuchen Sie, eine ruhige und fließende Bewegung entstehen zu lassen.

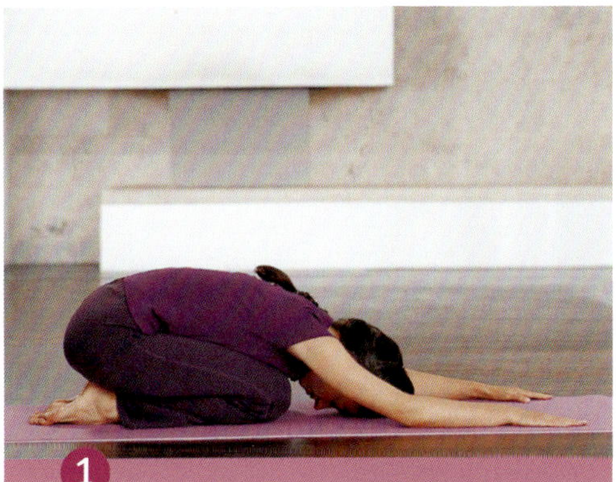

1

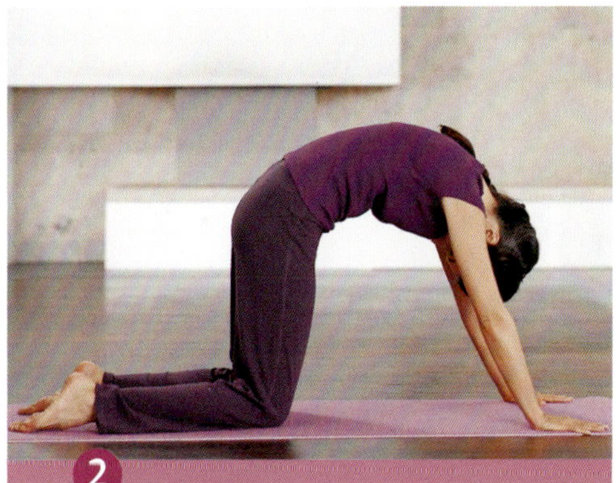

2

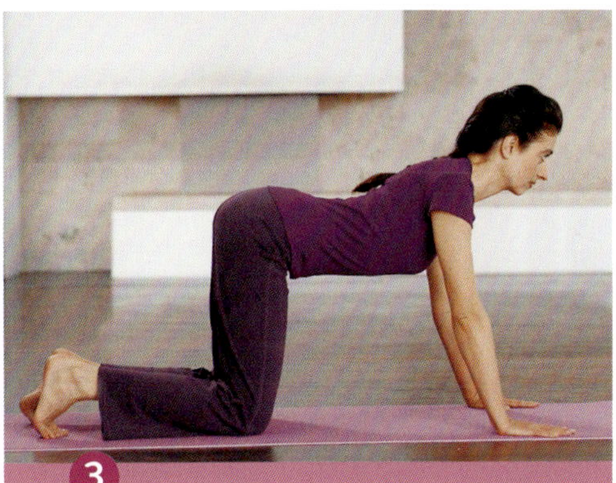

3

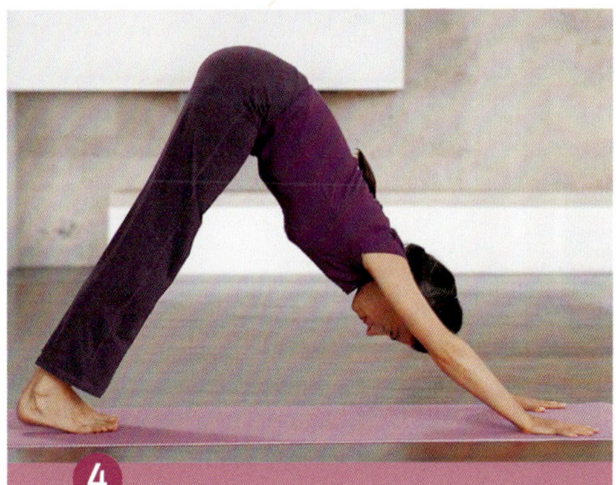

4

Das wohlige Dehnen und In-die-Haltung-hinein-Schmelzen

In den Bewegungen und Haltungen sollen Sie sich so wohlig wie möglich fühlen! Lassen Sie Ihren Atem frei – und erlauben Sie sich all die Geräusche, die ihm gut tun, wie seufzen, schnurren ...

Auf der CD
Track 2

WORAUF SIE ACHTEN SOLLTEN

● Wenn Sie durch eine akute Entzündung Mühe haben, Ihre Handgelenke zu belasten (Sehnenscheidenentzündung oder Ähnliches), dann sollten Sie diese Übung nicht ausführen. Bei chronischen Reizungen üben Sie bitte besonders langsam und achtsam.

Die langgezogene Drehung

- Kommen Sie auf der weichen Yogamatte in den Vierfüßlerstand. Stellen Sie Ihre Hände ungefähr unter Ihr Gesicht.
- Atmen Sie ein. Legen Sie die linke Hand mit dem Handrücken auf, so dass die Fingerspitzen nach rechts weisen.
- Gleiten Sie ausatmend mit der linken Hand hinter dem rechten Handgelenk und dann an der Kleinfingerseite entlang nach rechts vorn. Die linke Schulter und das linke Ohr sinken so weit wie möglich in Richtung Boden. (1) Lassen Sie sich ganz wohlig in diese langgezogene Drehung hineingleiten.
- Drücken Sie einatmend mit der rechten Handwurzel fest »in« oder gegen den Boden und kommen Sie dadurch langsam zurück in die Ausgangshaltung.
- Lassen Sie dann ausatmend Ihre rechte Hand um das linke Handgelenk herum nach links vorn gleiten.
- Fahren Sie mit dieser Bewegung in Ihrem Atemrhythmus fort, bis Sie merken, dass Sie zu ermüden beginnen.

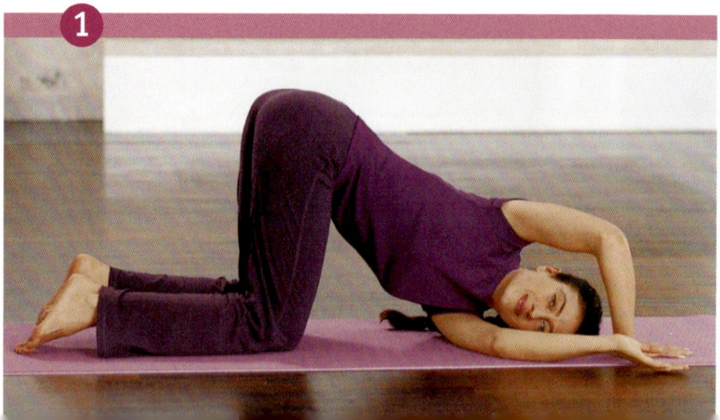

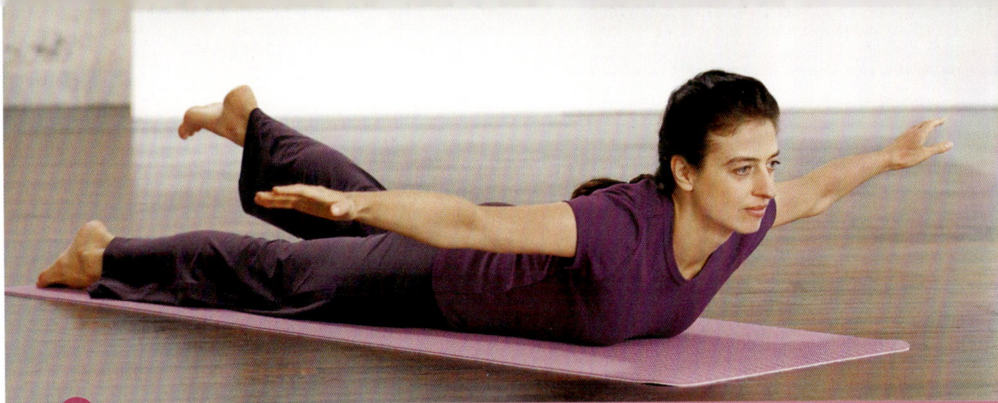

2

Die halbe Heuschrecke – Dehnung aus der Mitte heraus

Wenn Sie sehr dünn sind, dann legen Sie sich eine zusammengefaltete Decke unter das Becken.

- In der Bauchlage grätschen Sie die Beine leicht, so dass Sie die Leisten an den Boden schmiegen können. Breiten Sie die Arme seitlich in Schulterhöhe aus. Drehen Sie den Kopf nach rechts.
- Stellen Sie sich vor, dass Ihre Beine mit dem Nabel als der Mitte Ihres Körpers verbunden sind. Dehnen Sie Ihr linkes Bein weit vom Nabel weg – so weit, dass es sich wie von allein hebt. Heben Sie gleichzeitig den Kopf und die Arme. ❷
- Drehen Sie den Kopf langsam nach links, wenn Sie das Bein wieder ablegen und in die Mitte zurückgleiten lassen. Legen Sie den Kopf auf die rechte Seite.
- Dehnen Sie nun Ihr rechtes Bein weit vom Nabel weg – so weit, dass es sich wie von allein hebt. Heben Sie gleichzeitig den Kopf und die Arme.
- Drehen Sie den Kopf langsam nach rechts, wenn Sie das Bein wieder ablegen und in die Mitte zurückgleiten lassen. Legen Sie den Kopf auf die linke Seite.
- Fahren Sie mit dieser Bewegung in Ihrem Atemrhythmus fort. Spüren Sie anschließend in der Bauchlage nach und machen Sie sich bewusst, als wie tief und raumgreifend Sie nun Ihren Atem erfahren.

WORAUF SIE ACHTEN SOLLTEN

- **Üben Sie die Heuschrecke nicht, wenn Sie akute Entzündungen im Bauchraum oder akute Rückenbeschwerden haben. Bei chronischen Rückenbeschwerden achten Sie bitte besonders darauf, sich gut in die Länge zu dehnen.**

Das Krokodil 1

Bei dieser Übung ist es wichtig, dass Sie sich wirklich ganz langsam bewegen. Halten Sie ein dickeres Kissen oder eine zusammengefaltete Decke bereit.

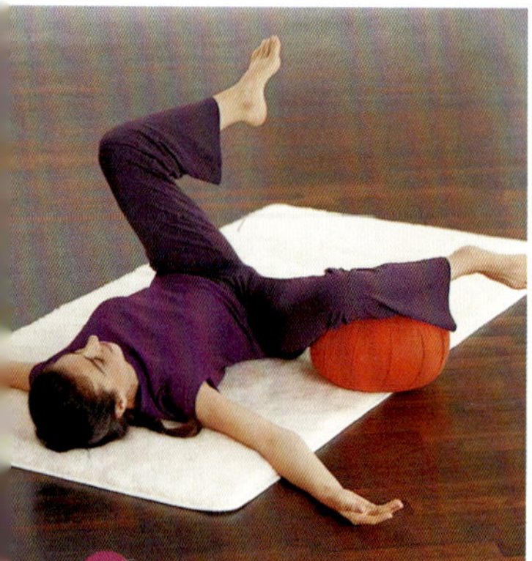

1

- Kommen Sie auf Ihrer weichen Yogamatte in die Rückenlage und legen Sie das Kissen oder die Decke rechts neben Ihr Becken. Breiten Sie die Arme seitlich in Schulterhöhe aus. Ziehen Sie ein Bein nach dem anderen an den Bauch.
- Lassen Sie nun Ihr rechtes Bein ganz langsam zur rechten Seite sinken, während das linke etwas nach links sinkt, um ein Gegengewicht zu geben. ❶ Erst wenn das rechte Knie aufliegt, sinkt das linke Bein langsam hinterher. ❷
- Heben Sie dann langsam das linke Bein und führen Sie es nach links zurück, bis das rechte Bein mitgezogen wird, sich vom Boden löst und zur Mitte zurückkehrt.
- Legen Sie das Kissen/die Decke auf die linke Seite und wiederholen Sie diese Bewegung im Zeitlupentempo nach links.
- Wiederholen Sie diese Drehung einige Male nach rechts und nach links.

  Spüren Sie von innen heraus, wie sich die Bewegung von einem Bein zum anderen fortsetzt, wie dadurch wirklich ein Wirbel nach dem anderen mitgenommen wird und wie der ganze untere Rücken sanft gedehnt und entspannt wird.

Das Krokodil 2

- Kommen Sie auf Ihrer weichen Yogamatte in die Rückenlage. Breiten Sie die Arme seitlich in Schulterhöhe aus und stellen Sie die Beine angebeugt auf.

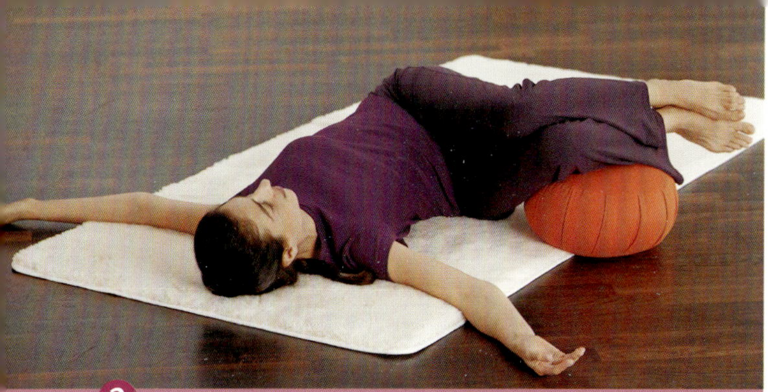

2

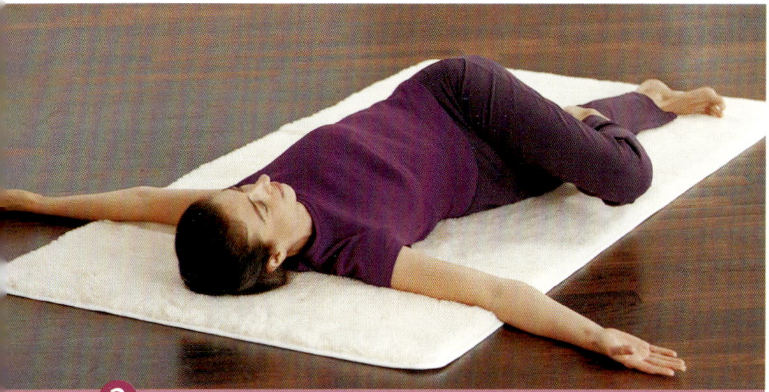

3

- Heben Sie das Becken etwas an und verlagern Sie es ein Stück nach rechts. Strecken Sie das rechte Bein aus, dehnen Sie es über die Ferse und stellen Sie den linken Fuß aufs rechte Knie.
- Heben Sie nun die linke Hüfte und lassen Sie dann das linke Knie zur rechten Seite sinken. Achten Sie dabei darauf, dass die linke Schulter ganz dem Boden verbunden bleibt. 3
- Finden Sie eine für Ihren Nacken angenehme Kopfhaltung. Lassen Sie sich dann mit jedem Atemzug mehr und mehr in die Drehung hineinsinken. Verweilen Sie völlig hingegossen und entspannt wie ein Krokodil auf der Sandbank.
- Wiederholen Sie nach einer Weile diese Drehung zur anderen Seite. Verlagern Sie dafür das Becken vorher nach rechts.
- Gehen Sie anschließend zum Ausgleich kurz in die Schulterbrücke (Seite 47). Spüren Sie dann in der Rückenlage nach.

WORAUF SIE ACHTEN SOLLTEN

- Wenn Sie Probleme mit den Schultern haben, dann versuchen Sie für beide »Krokodile« eine Armhaltung zu finden, die Ihnen in der Drehung keine Schmerzen bereitet!
- Üben Sie diese Haltung nicht bei akuten Entzündungen im Bauchraum.

Das Loslassen und Sich-sinken-Lassen in der Vorbeuge

Lassen Sie in allen folgenden Vorbeugen ausschließlich Ihr Körpergewicht und die Schwerkraft wirken. Entspannen Sie sowohl die Muskulatur als auch – so weit wie möglich – den Geist. Sicher werden Sie mit Erstaunen feststellen, dass Sie mit Loslassen viel weiter sinken können, als wenn Sie sich mithilfe der Willenskraft aktiv dehnen oder strecken.

WORAUF SIE ACHTEN SOLLTEN

- Vermeiden Sie diese zusammengekauerte Haltung bei akuten Entzündungen im Bauchraum.
- Bei schmerzenden Hüftgelenken legen Sie sich ein Kissen zwischen Unterbauch und Oberschenkel.

Yoga Mudra

- Kommen Sie auf Ihrer Yogamatte in den Fersensitz. Stellen Sie die Hände vor den Knien auf und dehnen Sie sich zuerst einmal genüsslich durch.
- Lassen Sie dann die Hände nach vorn gleiten und den Bauch auf die Oberschenkel sinken.
- Lassen Sie ganz allmählich auch die Stirn zum Boden sinken. Wenn Ihnen das zu tief ist, legen Sie sich ein Kissen unter.
- Legen Sie dann die Arme zurück neben den Körper. (1) Entspannen Sie sowohl die Rückseite Ihres Rumpfes vom Becken bis zum Hinterkopf als auch den Bauchraum. Atmen Sie tief und ruhig ein und aus, während Sie in dieser Haltung verweilen.

1

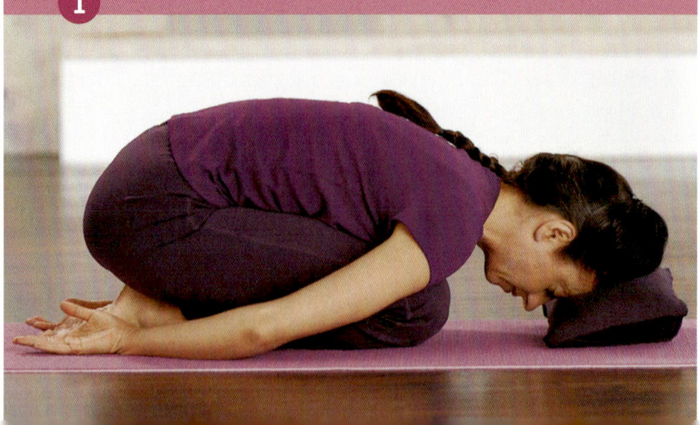

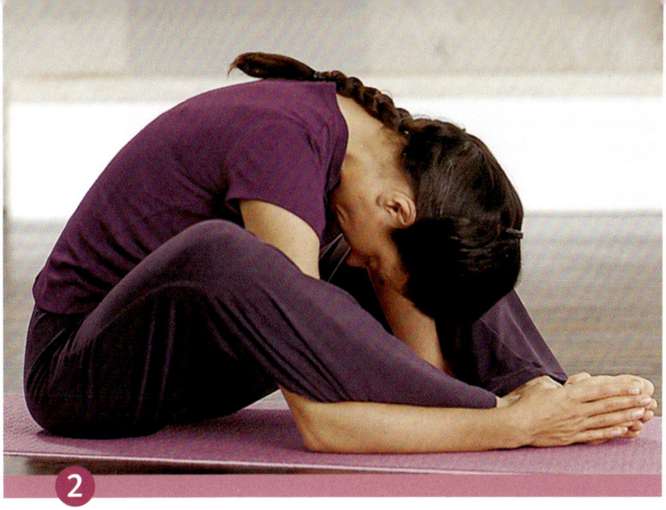

2

Die Schildkröte

Die Haltung der Schildkröte steht im Yoga für das Sich-Zurückziehen von der Welt, um im eigenen Inneren Schutz zu finden und die Sinnesorgane und den Geist zu regenerieren.

➤ Kommen Sie auf Ihrer Yogamatte in einen Sitz mit gegrätschten Beinen. Beugen Sie dann die Beine leicht an, so dass die Fußsohlen zueinander weisen.
➤ Schieben Sie die Arme unter den Beinen durch und versuchen Sie, eine Haltung zu finden, in der Sie die Unterarme am Boden ablegen können.
➤ Lassen Sie auch Ihren Kopf sinken und ziehen Sie sich ganz in sich zurück. ❷ Atmen Sie tief und ruhig in den Bauchraum.
➤ Um die Haltung zu verlassen, drücken Sie sich mithilfe der Hände wieder hoch in den Sitz.

Variante

... falls Ihnen diese Haltung ganz unbequem sein sollte:

➤ Stellen Sie im Sitzen die Beine vor sich angebeugt auf. Umfangen Sie die Beine mit beiden Armen. Lassen Sie die Stirn zu den Knien sinken. ❸ Sind die Knie zu weit weg, helfen Sie sich mit einem Kissen. Ziehen Sie sich in sich zurück und atmen Sie tief in Bauch und Rücken.

WORAUF SIE ACHTEN SOLLTEN

● Vermeiden Sie diese Haltung bei akuten Entzündungen im Bauchraum. Stützen Sie sich in der Vorbeuge unbedingt mit den Händen oder Unterarmen ab, um die Bandscheiben zu entlasten.

Auf der CD Track 5

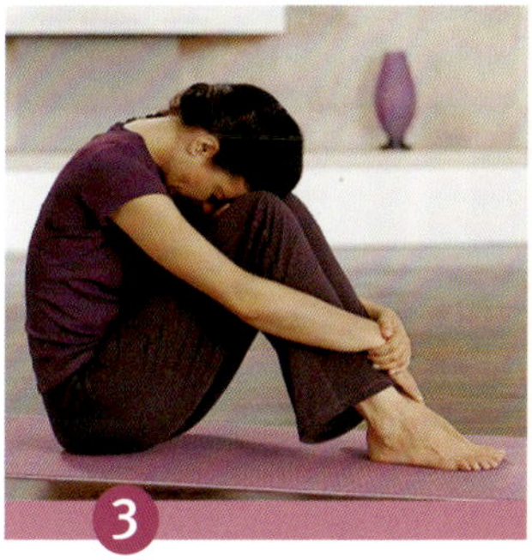

3

WORAUF SIE ACHTEN SOLLTEN

- Vermeiden Sie diese Haltung bei akuten Entzündungen im Bauchraum und akuten Ischiasreizungen. Stützen Sie sich in der Vorbeuge unbedingt mit den Händen oder Unterarmen ab, um die Bandscheiben von Druck zu entlasten.
- Legen Sie sich bei empfindlichen Knien ein Kissen unter das Knie des angebeugten Beines.

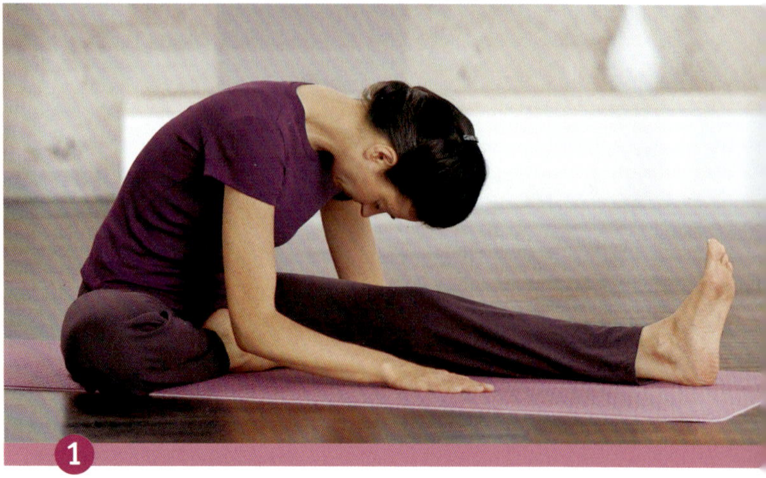

1

Die Vorbeuge über ein Bein

Bei dieser Vorbeuge, die auch Kopf-zum-Knie-Haltung genannt wird, geht es vor allem darum, den Geist (Kopf) mit Hingabe zum Knie (symbolisch für Demut) sinken zu lassen – und zwar unabhängig davon, wie weit sich beide annähern.

➤ Kommen Sie auf Ihrer Yogamatte in einen Sitz mit gestreckten Beinen. Ziehen Sie die Gesäßmuskeln mithilfe der Hände nach hinten und außen und richten Sie den Rumpf auf.

➤ Beugen Sie das rechte Bein an, ziehen Sie die Ferse dicht an den Damm heran und lassen Sie dann das Knie nach außen sinken.

➤ Neigen Sie Ihren Rumpf aus den Hüftgelenken heraus nach vorn über das linke Bein, das über die Ferse gedehnt ist.

➤ Legen Sie die Hände oder Unterarme seitlich neben dem Bein ab und lassen Sie die Stirn Richtung Knie sinken. 1

➤ Entspannen Sie in dieser Vorbeuge gleichermaßen den Rücken, den Bauch und den Geist. Atmen Sie ruhig und tief ein und aus.

➤ Wiederholen Sie die Übung nach einiger Zeit mit einem gestreckten rechten und angebeugten linken Bein.

TIPP

➤ Wenn Sie sich eine zusammengefaltete Decke unters Becken schieben, werden Sie dieses leichter aufrichten können. Wenn Sie ein bis zwei Kissen auf das gestreckte Bein legen, können Sie den Rumpf darauf gestützt ruhen lassen.

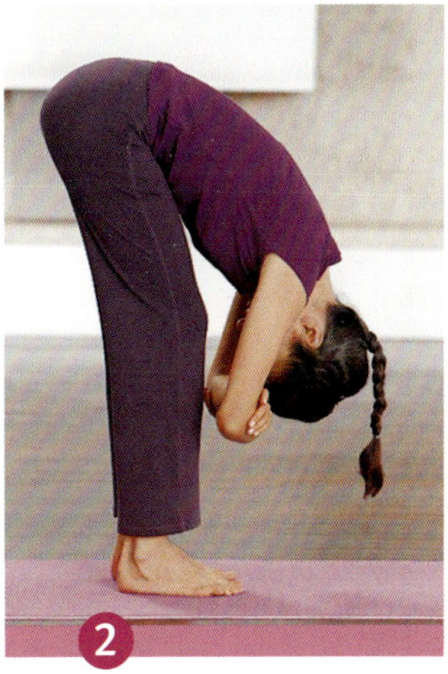

2

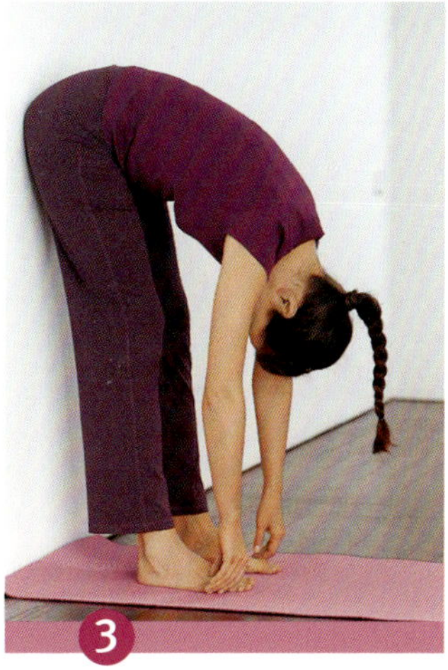

3

Die Vorbeuge im Stand

Sie können diese Vorbeuge frei im Raum oder – noch entspannender – mit dem Becken an die Wand gelehnt üben.

- Stellen Sie sich auf der rutschfesten Matte so hin, dass die Füße hüftgelenk breit und parallel zueinander stehen.
- Beugen Sie die Beine etwas an, neigen Sie sich vor, stützen Sie sich mit den Händen an den Knien ab und dehnen Sie Ihren Rumpf genüsslich durch.
- Dann lassen Sie sich in die Vorbeuge sinken. Strecken Sie die Beine nur so weit, wie es für Ihren Rücken angenehm ist 2 (Variante an der Wand 3).
- Der Oberkörper und die Arme hängen nun ganz schwer nach vorn – wie klatschnasse Wäsche auf der Leine. Versuchen Sie, mit jedem Atemzug noch etwas mehr zu sinken, und streben Sie gleichzeitig mit den Sitzbeinen nach hinten und oben.
- Um die Haltung zu verlassen, beugen Sie die Beine etwas an, als wollten Sie sich auf einen Hocker sinken lassen. Strecken Sie den Rücken und richten Sie sich dann aus der Kraft der Beine heraus auf.

WORAUF SIE ACHTEN SOLLTEN

- Vermeiden Sie diese Haltung bei starken Kopfschmerzen, akuten Entzündungen im Bauchraum und akuten Bandscheibenproblemen oder Ischiasreizungen.
- Achten Sie unbedingt darauf, dass der Bauch Kontakt zu den Oberschenkeln behält, um den Rücken zu entlasten.

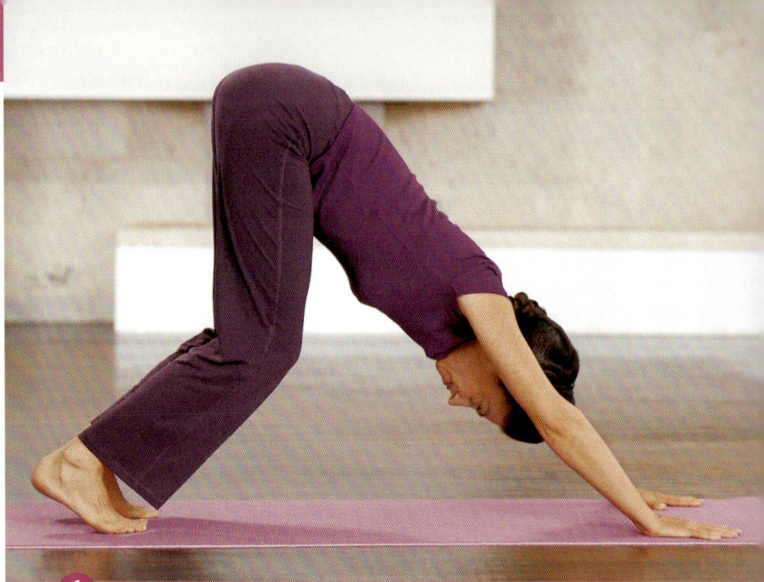
1

TIPP
➤ Ziehen Sie zum Üben die Socken aus, um nicht zu rutschen.

Der Hund, der sich dehnt

Diese Vorbeuge und Umkehrhaltung wird nach einiger Übung wahrscheinlich eine Ihrer liebsten Entspannungshaltungen werden. Denken Sie dabei an einen Hund, der sich wohlig in die Länge dehnt und die Wirbelsäule elastisch durchbiegt.

➤ Kommen Sie auf der rutschfesten Matte in den Vierfüßlerstand. Stellen Sie die Hände schultergelenkbreit auf und spreizen Sie die Finger. Halten Sie die Mittelfinger nach vorn gerichtet und zueinander parallel. Stellen Sie die Zehen auf.

➤ Drücken Sie kräftig mit den Handwurzeln »in« oder gegen den Boden, und streben Sie mit dem Becken nach oben und hinten.

➤ Lassen Sie die Beine leicht angebeugt, so dass der Rücken ganz lang werden kann. Der Brustkorb sinkt Richtung Boden, die Achseln werden weit. Halten Sie die Arme ganz gestreckt – wie Stöcke – um die Ellenbogengelenke zu schützen. 1

➤ Atmen Sie in dieser Stellung ruhig und tief ein und aus. Verweilen Sie so lange, bis Ihre Arme zu ermüden beginnen. Bringen Sie dann behutsam ein Knie nach dem anderen zurück zum Boden, und richten Sie sich langsam auf.

WORAUF SIE ACHTEN SOLLTEN

- Vermeiden Sie diese Haltung bei starken Kopfschmerzen, akuten Entzündungen im Schultergelenk und akuten Bandscheibenproblemen oder Ischiasreizungen.
- Wenn Sie nicht gut so lange auf den Händen stehen können, dann üben Sie im Unterarmstand.

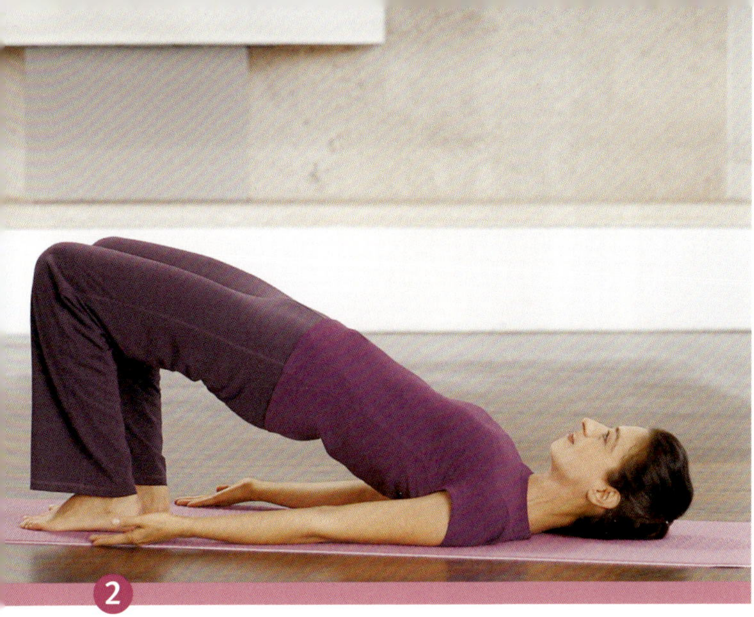

2

WORAUF SIE ACHTEN SOLLTEN

- Vermeiden Sie diese Haltung bei starken Kopfschmerzen und akuten Beschwerden in der Halswirbelsäule (zum Beispiel bei Schleudertrauma).
- Üben Sie bei starkem Bluthochdruck eher eine dynamische Variante.

Die Schulterbrücke

Die Schulterbrücke sollte in keinem Übungsprogramm fehlen, da sie so viele wohltuende Wirkungen hat. Sie kann sowohl statisch als auch dynamisch geübt werden. Dynamisch heißt, dass Sie sie im Rhythmus Ihres Atems einnehmen und verlassen.

- Kommen Sie auf der rutschfesten Matte in die Rückenlage. Stellen Sie die Beine angebeugt auf, so dass die Füße hüftgelenkbreit parallel zueinander dicht vor dem Becken stehen. Legen Sie die Arme mit den Handflächen nach oben neben sich ab.
- Drücken Sie kraftvoll mit den Außenkanten der Fersen gegen oder »in« den Boden, und heben Sie langsam erst das Becken und dann – Wirbel für Wirbel – den Rücken, bis Ihr Körper von den Schultern bis zu den Knien eine schiefe Ebene bildet. Entspannen Sie Schultern, Nacken und Arme.
- Verweilen Sie in der Haltung und atmen Sie ruhig und tief in den Bauchraum. Beobachten Sie die beruhigende Wirkung dieser Atemweise. 2
- Um den Rücken wieder abzulegen, heben Sie die Fersen 3 und lassen dann jeden Wirbel einzeln zum Boden zurückkehren.

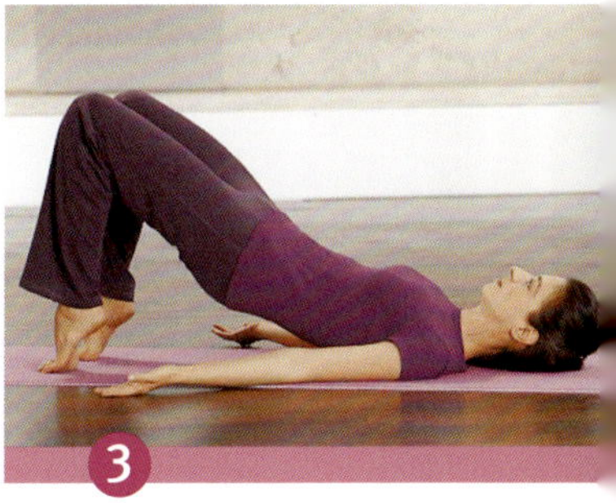

3

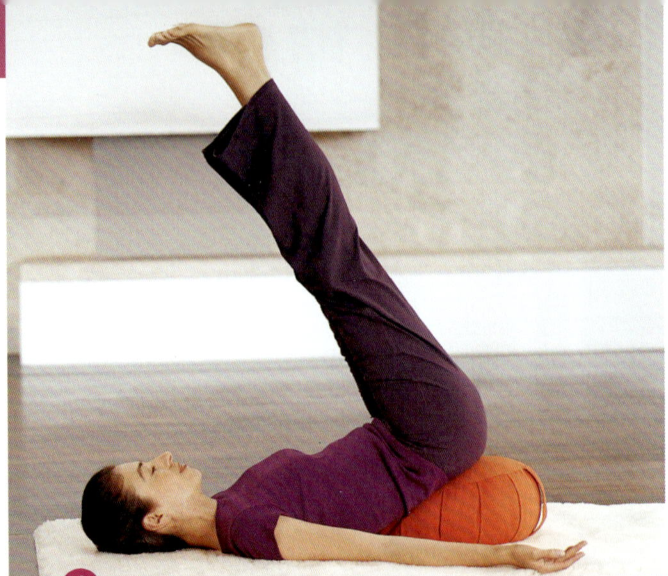

1

WORAUF SIE ACHTEN SOLLTEN

- Vermeiden Sie diese Haltung bei starken Kopfschmerzen oder bei akuten Beschwerden in der Halswirbelsäule (zum Beispiel bei Schleudertrauma).
- Bei starkem Bluthochdruck betonen Sie mit der »Lippenbremse« die Ausatmung durch ein »ffff« oder »wwww«.

TIPP

➤ Halten Sie ein festes, 10 bis 15 cm hohes Kissen (etwa Ihr Yogasitzkissen) oder einige zusammengefaltete Decken zur Unterstützung des Beckens griffbereit. Sie können sich auch eine zusammengefaltete Decke unter die Schultern legen, um den Nacken zu entlasten.

Der Schulterstand

Der Schulterstand gilt neben dem Kopfstand als die wichtigste Umkehrhaltung des Yoga. Durch die ruhige, tiefe Bauchatmung kann sich der Geist schnell entspannen und zentrieren. Legen Sie sich ein dickes Kissen oder Decken griffbereit (siehe Tipp).

➤ Kommen Sie in die Rückenlage. Stellen Sie die Beine angebeugt auf, drücken Sie mit den Fersen »in« oder gegen den Boden und heben Sie das Becken.
➤ Ziehen Sie das Kissen oder die Decken unter das Becken und senken Sie dann langsam das Gesäß ab, bis es gut aufliegt.
➤ Entspannen Sie Nacken, Schultern und Arme am Boden.
➤ Strecken Sie beide Beine nach oben und halten Sie sie dort ganz entspannt. 1
➤ Verweilen Sie einige Minuten in dieser Haltung und verbinden Sie sich mit der beruhigenden Wirkung der tiefen Bauchatmung.
➤ Um den Schulterstand zu verlassen, stellen Sie ein Bein nach dem anderen wieder auf. Heben Sie das Becken, um das Kissen oder die Decken wegzunehmen, und ziehen Sie die Knie an den Bauch. Verweilen Sie so noch einige Atemzüge lang.

Die klassischen Entspannungshaltungen

Die Entspannungshaltung in der Rückenlage ist den meisten Yogaübenden vertraut. Es gibt jedoch noch viel mehr Möglichkeiten, mittels einer bestimmten Körperhaltung in die Entspannung von Körper und Geist zu gelangen.

Obwohl die Rückenlage – Totenhaltung genannt – als *die* Entspannungshaltung gilt, ist sie gar nicht für jede und jeden und auch nicht zu jedem Zeitpunkt die geeignete Form, um wirklich loslassen zu können. Manche Menschen bekommen zum Beispiel schnell Rückenschmerzen, wenn sie so flach auf dem Rücken liegen, und brauchen Polster unter den Beinen, um die Wirbelsäule zu entlasten. Andere kühlen in der Rückenlage extrem schnell aus, wahren aber die Wärme, wenn sie auf dem Bauch liegen. Einige Menschen empfinden sich in der Rückenlage als ganz ungeschützt und werden unruhig. Sie können oft viel besser in der Bauchseitenlage entspannen. Andere hingegen bekommen unruhige Beine, wenn sie reglos liegen sollen. Für sie sind alle Ruhehaltungen gut, in denen sie die Beine an der Wand hochstrecken können, so dass der venöse Rückfluss gefördert wird.

Schließlich werde ich noch zwei Ruhehaltungen beschreiben, von denen die eine hilft, schnell und effektiv unsere Akkus wieder aufzuladen, und die andere – auf Polstern gelagerte – einfach nur angenehm ist.

Probieren Sie in Ruhe für sich aus, mit welcher der vorgeschlagenen Entspannungshaltungen Sie sich wirklich wohl fühlen und in welcher Sie sich am besten in sich zurückziehen können. Bedenken Sie jedoch auch Ihre Tagesform. Wenn Sie sehr erschöpft sind, probieren Sie einmal die Bauchlage aus, auch wenn das sonst nicht Ihre bevorzugte Entspannungshaltung ist!

TIPP

➤ Halten Sie für alle Ruhehaltungen ein flaches Kopfkissen und eine Ihnen angenehme, warme Decke bereit.

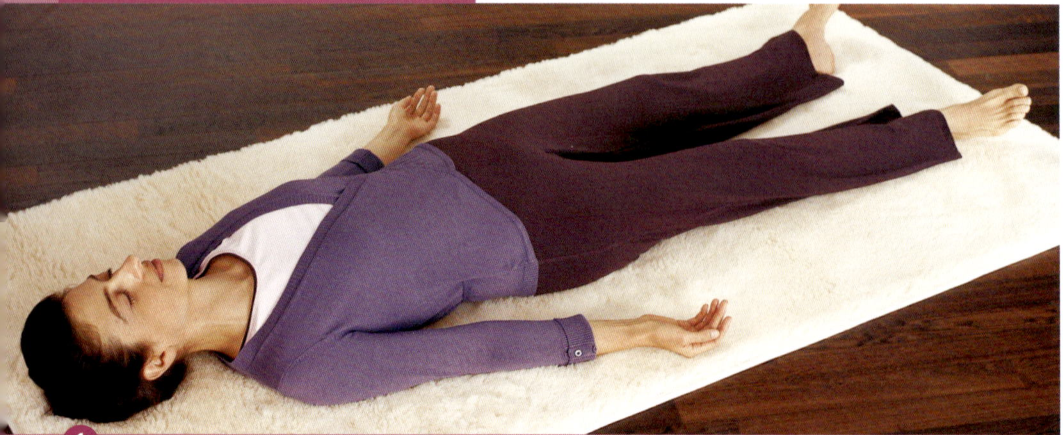

1

Die Totenhaltung

Diese Haltung hat ihren Namen daher, dass der Körper reglos und der Atem still werden soll – wie bei einem Toten –, während der Geist aber ganz wach und achtsam bleibt.

WORAUF SIE ACHTEN SOLLTEN

- Vermeiden Sie diese Variante, wenn Sie sich innerlich sehr unruhig oder deprimiert fühlen.
- Auch wenn Sie die Haltung zu sehr an einen (erst kurz zurückliegenden) Todesfall erinnert, ist es sinnvoller, sich eine andere Entspannungshaltung auszusuchen.

- Kommen Sie auf einer warmen, weichen Yogamatte in die Rückenlage.
- Lassen Sie die Beine entspannt aus den Hüftgelenken zur Seite sinken, und legen Sie die Arme so neben dem Körper ab, dass Sie möglichst alle Spannung in den Schultern loslassen können.
- Schließen Sie die Augen und ziehen Sie sich mit der Wahrnehmung ganz in Ihren Körper zurück, so wie eine Schildkröte ihre Gliedmaßen und den Kopf einzieht.
- Atmen Sie ruhig und tief in den Bauchraum und geben Sie sich mit jedem Atemzug etwas mehr an den Boden ab.
- Versuchen Sie, absolut regungslos – wie eine Tote – zu liegen, so dass sich Ihre Wahrnehmung langsam aus dem Körper zurückzieht, während der Geist ganz wach und klar bleibt. 1 Verweilen Sie so mehrere Minuten bis zu einer Viertelstunde.
- Um die Haltung zu verlassen, dehnen Sie sich wieder behutsam und wohlig in alle Richtungen. Bleiben Sie noch einige Atemzüge lang in der Seitlage, bevor Sie sich wieder aufrichten.

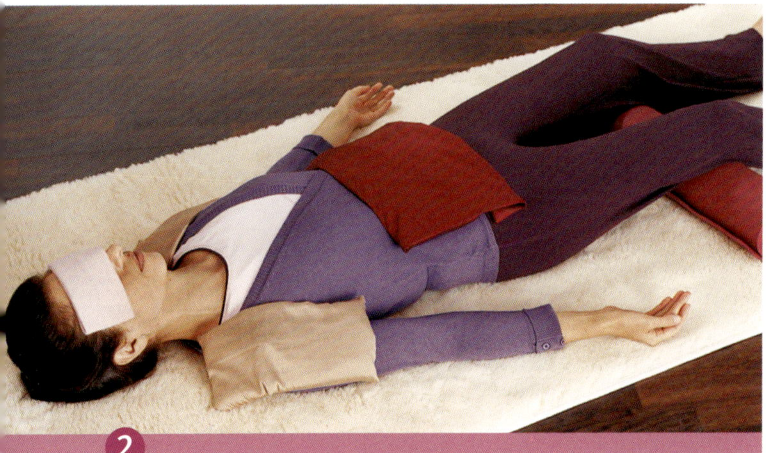

2

Entspannen in der Rückenlage mithilfe von Polstern und Gewichten

In dieser Variante soll Ihnen das Gewicht von Sandsäcken helfen, die Augen und die Schultern besser zu entspannen und zu einer ruhigen Bauchatmung zu finden. Neben speziellen Sandsäcken brauchen Sie noch weitere Hilfsmittel (siehe Kasten).

- Kommen Sie auf der weichen Yogamatte in die Rückenlage. Schieben Sie sich das Kissen unter den Kopf und das Polster unter die Knie.
- Legen Sie dann einen Sandsack nach dem anderen so auf die Schultern, dass die Säcke nicht abrutschen können.
- Legen Sie das flache Sandkissen auf den Bauch und zum Schluss das Sand- oder Lavendelsäckchen über die geschlossenen Augen. ❷ Decken Sie sich eventuell zu.
- Verweilen Sie so und atmen Sie ruhig und tief gegen das Gewicht auf Ihrer Bauchdecke an. Spüren Sie, wie das Gewicht des Sandes Ihre Schultern allmählich zum Boden kommen lässt. Lassen Sie die Augen immer tiefer in ihre Höhlen sinken, und entspannen Sie auch den Mundraum.
- Um die Haltung zu verlassen, legen Sie die Sandsäckchen zur Seite und dehnen sich wohlig durch, bevor Sie sich aufrichten.

WORAUF SIE ACHTEN SOLLTEN

Vermeiden Sie diese Variante, wenn Sie sich schnell eingeengt fühlen.

TIPP

- Sie brauchen für die Schultern zwei Sandsäcke à 2 kg. Eventuell für den Bauch einen großen flachen Sandsack bis zu 2 kg. Die Augensäckchen sollten bis 25 g schwer sein. Probieren Sie aus, wie viel Gewicht hilfreich für Sie ist. Sie können die Sandsäcke fertig kaufen (Bezugsquellen Seite 78) oder aber – viel preiswerter – Vogelsand kaufen und der Tüte einfach einen hübschen Bezug verpassen. Für die Augensäckchen sind Lavendelfüllungen äußerst angenehm (aus dem Bioladen). Sie brauchen außerdem eine zusammengerollte Decke oder ein rundes Polster, ein flaches Kissen und eine leichte Decke.

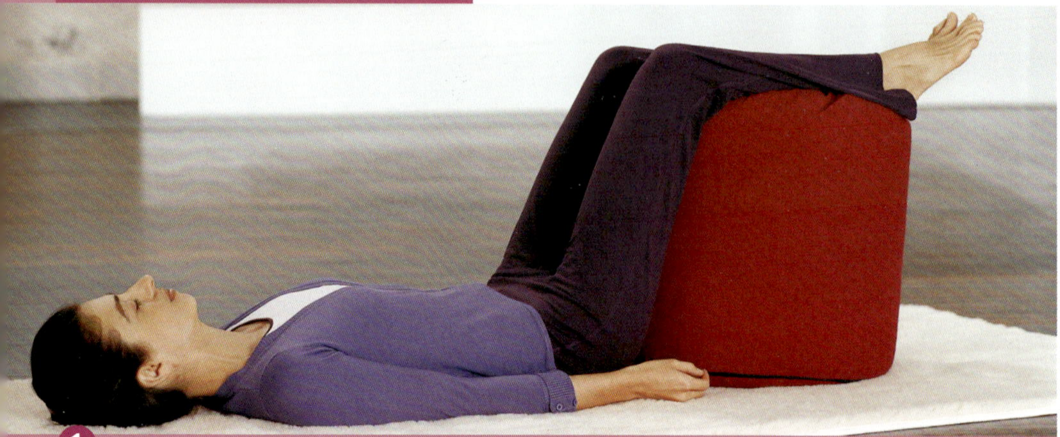

1

Entlastungshaltung für den Rücken

Diese Entspannungshaltung ist ideal, wenn Sie akute Rückenschmerzen haben. Sie hilft noch besser, wenn Sie sich auf ein Wärmekissen oder eine Wärmematte legen. Um den Rücken wirklich gut zu entlasten, ist es wichtig, dass Sie mindestens 10 Minuten lang ruhig liegen bleiben!
Legen Sie sich das dicke Polster und das Kissen und eine leichte Decke griffbereit (siehe Tipp).

TIPP

➤ Sie brauchen für die Beine ein Jumbokissen (Bezugsquelle Seite 78) oder einen dicken, festen Schaumstoffblock – notfalls die Sitzfläche eines Sofas oder Sessels. Bereiten Sie eventuell ein Wärmekissen vor und legen Sie ein flaches Kissen und eine leichte Decke zum Zudecken parat.

➤ Kommen Sie auf der weichen Yogamatte in die Rückenlage. Schieben Sie sich das Kissen unter den Kopf und das Polster so unter die Unterschenkel, dass diese entspannt und waagerecht aufliegen können. 1

➤ Decken Sie sich eventuell zu und schließen Sie die Augen. Stellen Sie sich vor, wie Ihre Rückenmuskeln mit jedem Atemzug etwas mehr loslassen und wie sich damit der schmerzhafte Druck auf die Wirbelgelenke verringert. Spüren Sie, wie der Schmerz allmählich nachlässt.

➤ Um die Haltung zu verlassen, schieben Sie das Polster mit dem Fuß weg und kommen in die Seitlage – einige Atemzüge lang. Räkeln Sie sich genüsslich, bevor Sie sich wieder aufrichten.

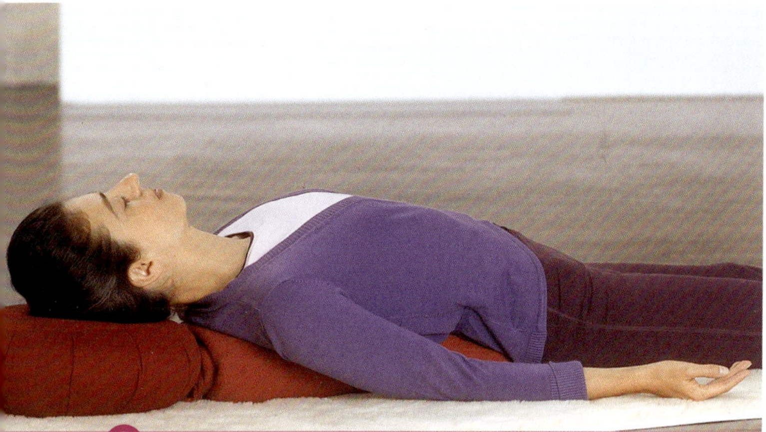

3

Rückenlage für Entspannung und Weite im Brustraum

Diese Ruhehaltung gibt vielen Menschen das Gefühl, endlich wieder tief durchatmen zu können und innerlich weit zu werden. Gleichzeitig hilft sie, den oberen Rücken und die Schultern zu entspannen. Halten Sie eine zusammengerollte Decke (siehe Tipp), eventuell eine weitere Decke und ein Augenkissen bereit.

- Legen Sie die zusammengerollte Decke mit dem Kissen wie ein »i« auf Ihre weiche Yogamatte ❷ und lassen Sie sich auf diesem Polster nieder.
- Achten Sie darauf, dass Ihre Schultern gut nach unten sinken können, dass Ihr Kopf bequem liegt und dass die Decke Sie nicht im unteren Rücken drückt. Legen Sie die Arme neben dem Körper ab oder breiten Sie sie aus. ❸
- Legen Sie sich eventuell das Augensäckchen auf (Seite 51) und decken Sie sich zu.
- Verweilen Sie so tief und ruhig atmend mehrere Minuten lang. Lassen Sie sich immer weiter auf das Polster und mit den Schultern bodenwärts sinken.
- Wenn Sie die Haltung verlassen wollen, rollen Sie sich vom Polster runter und spüren eine Weile in der Rückenlage nach.

WORAUF SIE ACHTEN SOLLTEN

- Üben Sie sehr behutsam, wenn Sie Probleme mit Angina pectoris, Atemnot und Narben im Brustbereich haben. Legen Sie sich dann eventuell beide Hände aufs Brustbein.

TIPP

- Rollen Sie eine dicke, feste Decke quer zusammen, so dass eine Rolle entsteht. Der Kopf sollte auf ihr ruhen, die Arme und Schultern jedoch seitlich hinunterhängen.

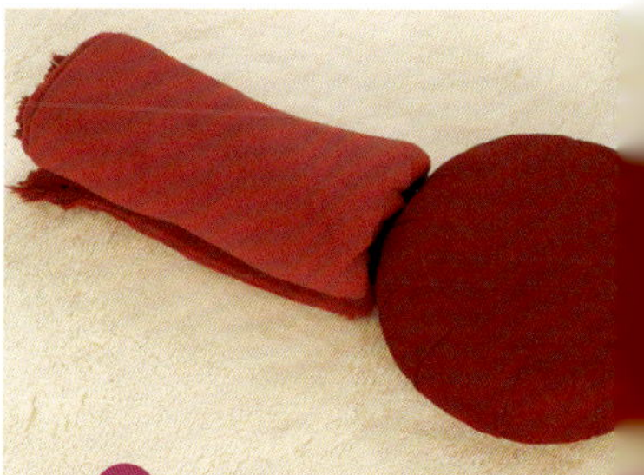

2

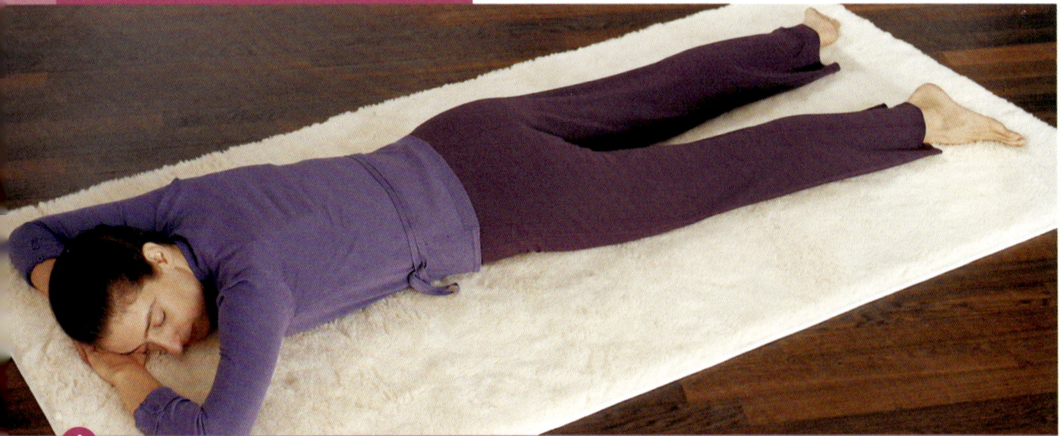

1

Entspannungshaltung in der Bauchlage

In dieser Haltung fällt es vielen Menschen besonders leicht, sich wieder energetisch aufzuladen und zu regenerieren. Die tiefe Atmung schützt außerdem den unteren Rücken.

WORAUF SIE ACHTEN SOLLTEN

- Bei fortgeschrittener Schwangerschaft und bei allen akuten Entzündungen im Bauchraum wählen Sie eine andere Haltung.
- Wenn Sie sehr empfindlich im Rücken sind, üben Sie stattdessen die Bauchseitlage (Seite 56).

➤ Kommen Sie auf einer weichen, warmen Yogamatte in die Bauchlage. Nehmen Sie die Beine in eine leichte Grätsche, so dass Sie die Leisten und die Innenseiten der Oberschenkel an den Boden schmiegen können. Finden Sie eine bequeme Stellung für Ihre Füße.

➤ Drehen Sie den Kopf so, dass sich Ihr Nacken wohl fühlt. Wenn sich keine Seitlagerung gut anfühlt, dann legen Sie die Hände übereinander und die Stirn oder eine Schläfe auf die Handrücken. 1 Legen Sie sonst die Arme neben dem Körper ab.

➤ Verweilen Sie so einige Minuten lang. Atmen Sie ruhig und tief zur Rückseite der Taille oder in den Beckenraum. Beobachten Sie, wie Ihre Wirbelsäule bei jedem Atemzug mitschwingt und sich etwas in die Länge dehnt und wieder zusammenzieht.

➤ Um die Haltung zu verlassen, räkeln Sie sich wohlig durch und kommen dann langsam über die Seite wieder hoch in den Sitz.

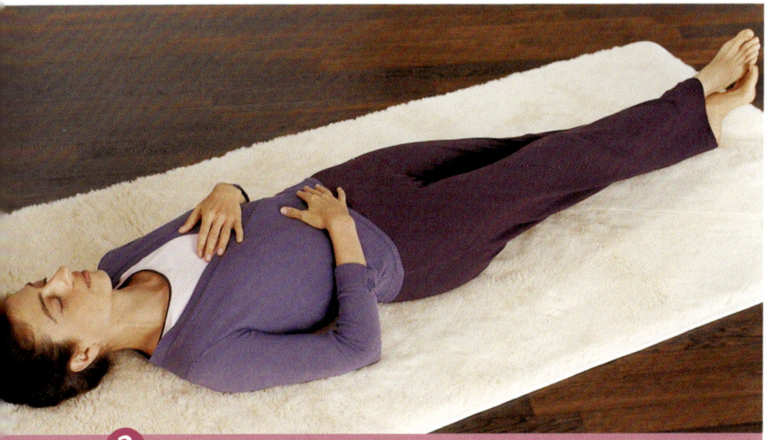

2

Regenerations- und Wiedereinschlafhaltung in der Rückenlage

Diese Haltung ist besonders gut geeignet, um sich in 10 bis 15 Minuten so zu erholen wie durch ein ausgiebiges Mittagsschläfchen. Sie hilft außerdem vielen Menschen, wieder einzuschlafen, wenn sie nachts wach geworden sind.

- Kommen Sie auf Ihrer weichen Yogamatte in die Rückenlage. Legen Sie sich eventuell ein Kissen unter den Kopf und decken Sie sich zu.
- Kreuzen Sie die Fußgelenke und legen Sie eine Hand auf den Bauch und die andere auf die Brust. Achten Sie darauf, dass die Haltung ganz bequem ist und nichts drückt. ❷
- Schließen Sie die Augen und konzentrieren Sie sich auf Ihre Atmung: Atmen Sie tief und ruhig unter Ihre Hände.
- Verweilen Sie so – wenn Sie die Übung als Siesta-Ersatz nutzen – 10 bis 15 Minuten lang, ohne einzuschlafen.
- Um die Haltung zu verlassen, räkeln und strecken Sie sich ausgiebig. Werden Sie sich dessen bewusst, wie erfrischt und wach Sie nun sind!

TIPP

- Machen Sie diese Übung doch auch mal auf einem Stuhl oder auf Ihrem Bahn- oder Flugzeugsitz: Strecken Sie die Beine aus, kreuzen Sie die Knöchel und legen Sie die Hände auf Brust und Bauch.

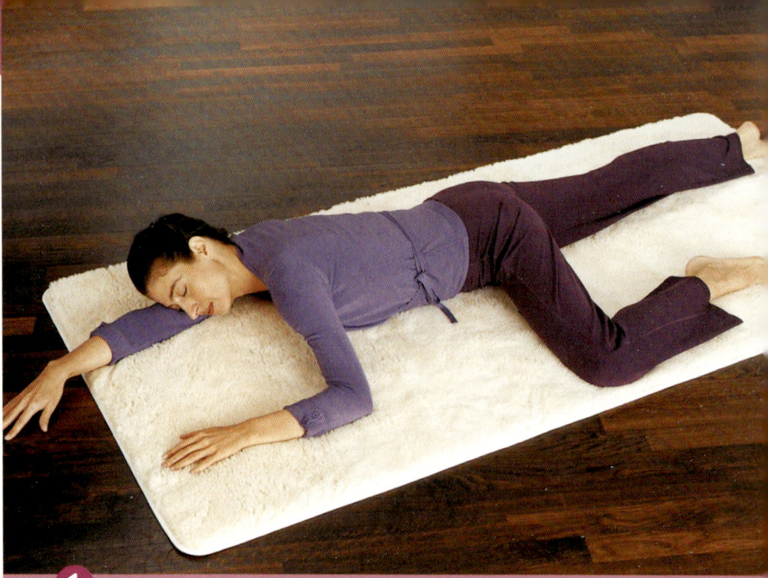

1

TIPP

➤ Legen Sie sich ein festes Kissen bereit. Sehr angenehm ist es in dieser Haltung auch, sich eine längere Rolle (zum Beispiel ein sogenanntes Stillkissen) unter das Knie des angewinkelten Beines und unter den angewinkelten Arm zu schieben.

Entspannungshaltung in der Bauchseitenlage

Diese Haltung schätzen all diejenigen, deren unterer Rücken empfindlich ist. Sie ist ebenso ideal, wenn Sie Ihren Bauch entspannen wollen oder wenn Sie in der Rückenlage immer sofort einschlafen.

- Kommen Sie auf Ihrer weichen Yogamatte in die Bauchlage. Strecken Sie den rechten Arm in der Verlängerung des Körpers aus und legen Sie Ihren Kopf auf den Oberarm.
- Winkeln Sie das rechte Bein an und ziehen Sie das Knie so weit zu sich heran, bis Sie merken, dass Sie angenehm liegen. Unterpolstern Sie dieses Knie eventuell mit einem Kissen.
- Finden Sie einen bequemen Platz für Ihren linken Arm. 1
- Verweilen Sie so und atmen Sie ruhig und tief weiter. Wenn Sie nicht wirklich bequem liegen, probieren Sie die Haltung einmal seitenverkehrt.
- Bevor Sie die Haltung verlassen, dehnen Sie sich ausgiebig und wohlig durch.

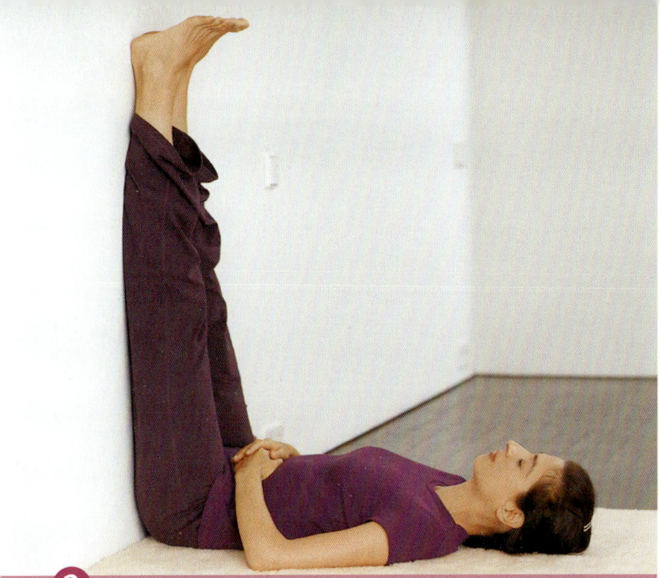

2

WORAUF SIE ACHTEN SOLLTEN

- Meiden Sie diese Haltung bei allen Durchblutungsstörungen der Beine, die mit Emboliegefahr einhergehen!

Entspannungshaltung für die Beine

Diese Haltung entlastet gleichermaßen den unteren Rücken wie auch schwere und müde Beine.

- Legen Sie Ihre weiche Yogamatte direkt an eine Wand und kommen Sie – mit dem Gesäß an der Wand – in die Seitlage.
- Rollen Sie sich auf den Rücken und strecken Sie die Beine an der Wand nach oben aus. 2 Sollte Ihnen die Dehnung im unteren Rücken oder an der Rückseite der Beine zu stark sein, dann rutschen Sie etwas weiter von der Wand weg.
- Finden Sie eine bequeme Haltung für Ihre Arme, zum Beispiel seitlich ausgebreitet oder neben dem Körper.
- Verweilen Sie so und atmen Sie ruhig und tief ein und aus.
- Um die Haltung zu verlassen, rollen Sie sich wieder auf die Seite und richten sich dann langsam über die Seite auf.

Variante mit gegrätschten Beinen

- Gehen Sie in Position 2 und lassen Sie dann beide Beine zur Seite in eine weite Grätsche sinken. 3 Entspannen Sie Ihren Beckenboden und die Muskeln an den Innenseiten der Beine.

TIPP

- Für den unteren Rücken kann es zusätzlich entlastend sein, wenn Sie eine zusammengefaltete Decke oder ein festes Kissen unters Gesäß legen.

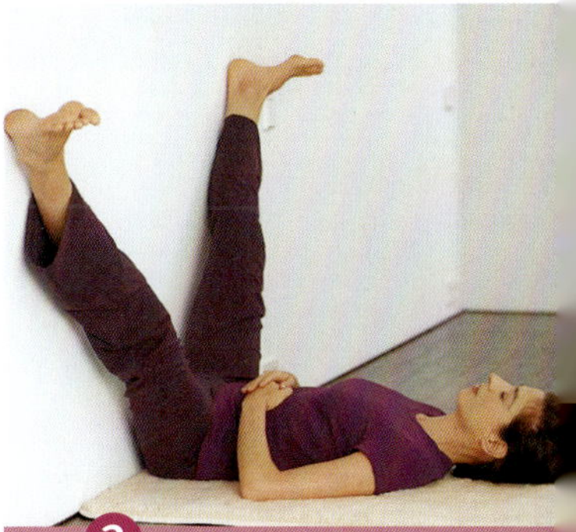

3

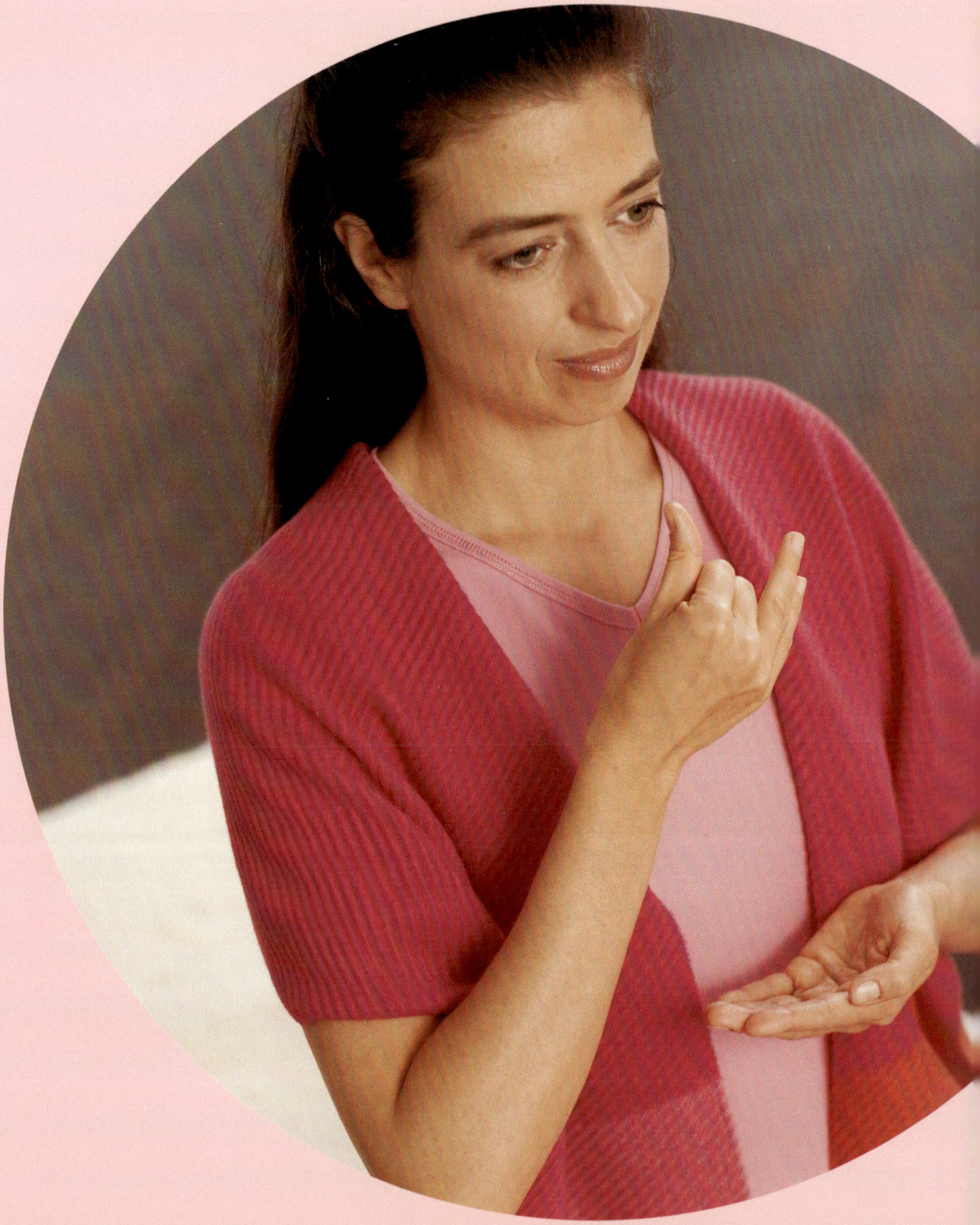

ENTSPANNEN MIT ATEM & MEDITATION

Neben bestimmten Körper- und Entspannungshaltungen helfen auch viele Atemübungen des Yoga, den Geist wieder zu sammeln und ihn zu beruhigen. Sind die Gedanken dann endlich etwas stiller geworden, helfen bestimmte Meditationsübungen, ihn mehr und mehr zu stabilisieren. Bei regelmäßiger Meditation übt der Geist diesen Zustand der Sammlung und des Gelassenseins ein, bis auch wir selbst und unsere Umgebung uns eines Tages als gesammelt, in uns ruhend und gelassen erfahren.

Die Aufmerksamkeit ausrichten

Mit einigen Übungen des vorangegangenen Kapitels konnten Sie ausprobieren, ob Ihnen die Verlängerung Ihres Ausatems hilft, körperliche und geistige Anspannung abzubauen. Ergänzend dazu kennt der Yoga jedoch noch etliche andere Methoden, uns in die Ruhe zu führen.

Energie durch den Körper lenken

Bei der Energielenkung folgt die Energie (im Yoga Prana genannt) der Aufmerksamkeit. Das heißt, wohin unsere Aufmerksamkeit geht, geht auch vermehrt Energie. Wir alle kennen den Effekt, dass wir, wenn wir »die Ohren spitzen«, bald deutlicher und differenzierter hören können – auch hier ist mit der Aufmerksamkeit mehr Prana in den Hörnerv geströmt.

Die Meister des Hatha-Yoga haben über die Jahrhunderte hinweg beobachtet, dass wir mit einer bewussten Atemführung intensiv auf unsere innere Befindlichkeit einzuwirken vermögen. In den folgenden Übungen soll vor allem versucht werden, energetisches Ungleichgewicht abzubauen, das sich immer wieder zwischen oben und unten (»Kopf« und »Bauch«) und der linken und rechten Körperseite (der eher passiven/eher aktiven Seite) einstellt. Durch die sogenannten Energielenkungen, in denen man sich im Geiste – das heißt mit der Wahrnehmung oder der Vorstellung – durch den Körper bewegt, können solche Ungleichgewichte reduziert und langfristig ausgeglichen werden. Mit zunehmender Übung wird sich Ihre Wahrnehmung immer mehr verfeinern, so dass Sie genau spüren können, wo Sie ungleichgewichtig sind und wie Sie sich mit der Energielenkung in den Zustand der Ausgeglichenheit zurückführen können.

Verfeinern Sie Ihren Atem

Im Alltag ist unser Atem normalerweise unregelmäßig und rau. Er spiegelt damit den Zustand des Geistes wider, der unruhig und zerstreut ist. Jeder Versuch, den Atem regelmäßiger, fließender und feiner werden zu lassen, wirkt sich zuverlässig auf die

Beruhigung des Geistes aus. Atem und Geist sind so vernetzt, dass man immer auf den einen über den anderen einwirken kann. Und da wir nun einmal leichter mit dem Atem als mit dem Geist direkt arbeiten können, konzentrieren wir uns hier auf den Atem.
Seine Verfeinerung ist ein längerer Prozess, der etwas Geduld braucht, da der feine und fließende Atem oft von vielen alten Atemmustern überlagert ist.

Meditation stabilisiert den Geist

Um in den Zustand der Meditation zu kommen, müssen wir lernen, unseren Geist zuerst nach innen auszurichten und dann gar nichts mehr zu tun. Meditation ist gekennzeichnet durch ein tiefes Entspanntsein des Körpers bei gleichzeitig höchster Präsenz des Geistes. Nur ist der Geist dann nicht mehr mit etwas beschäftigt: Er beobachtet, kommentiert oder analysiert nicht mehr. Er ist einfach da – geistes-gegenwärtig! Die Übungen sollen ihm helfen, diesen Zustand zu erreichen.
Die erste Übung, Yoga Nidra® (= der Yogaschlaf), wurde von Swami Satyananda Saraswati aus Monghyr (Indien) entwickelt. Satyananda hat über Jahre hinweg Yoga Nidra zu einer Wissenschaft der Entspannung und Heilung entwickelt und damit sehr vielen Menschen in Europa, den USA und Indien helfen können, ihre innere Ruhe zurückzugewinnen.
In den anderen Übungen geht es vor allem darum, dem Geist Bereiche im Körper anzubieten, die er als Rückzugs- und Ruheräume nutzen kann.
Die Lichtmeditationen, die das Kapitel abschließen, schenken Körper und Geist ein ganzheitliches Wohlbefinden und eine Heiterkeit, die auch auf unsere Umwelt abfärben wird.

Meditation entsteht dann, wenn die Aufmerksamkeit ganz ausgerichtet ist und sich der Geist mehr und mehr entspannt.
Sie ist ein Zustand äußerster Offenheit und Sanftheit und stellt sich nur dann ein, wenn wir gänzlich unangestrengt sind.

Durch Energielenkung den Geist sammeln

Energielenkung über die Arme

Diese Übung schafft ein energetisches Gleichgewicht zwischen unserer linken und rechten Körper- und Gehirnhälfte.

Auf der CD
Track 7

TIPP
➤ Sie können diese Energielenkung ebenso gut im Sitzen wie im Liegen üben.

- ➤ Kommen Sie auf Ihrer warmen, weichen Yogamatte in die Rückenlage und stellen Sie die Beine angebeugt auf.
- ➤ Breiten Sie die Arme seitlich in Schulterhöhe aus und finden Sie eine Haltung, in der sich Ihre Schultern wohl fühlen.
- ➤ Wenden Sie den Kopf leicht nach links und atmen Sie im Geiste über die linke Hand und den Arm bis zur Mitte der Brust ein. ❶ Dabei kehrt der Kopf zur Mitte zurück.
- ➤ Atmen Sie von der Mitte der Brust über den rechten Arm und die Hand aus. Wenden Sie dabei den Kopf nach rechts. Atmen Sie dann über rechts wieder ein.
- ➤ Fahren Sie damit fort, immer auf einer Seite aus- und wieder einzuatmen und den Kopf jeweils zu der Seite zu wenden, zu der Sie ausatmen. Gehen Sie dort mit der Wahrnehmung durch Ihren Körper, wo Sie sich am deutlichsten spüren.
- ➤ Spüren Sie anschließend noch etwas nach und beobachten Sie, als wie ausgeglichen Sie Ihre Körperseiten jetzt erfahren.

1

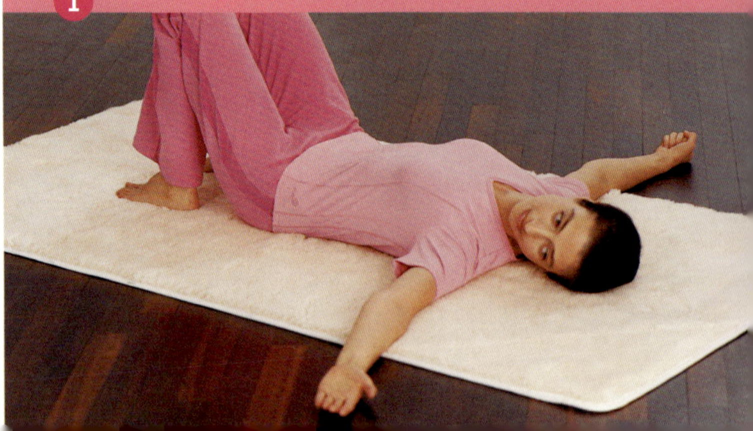

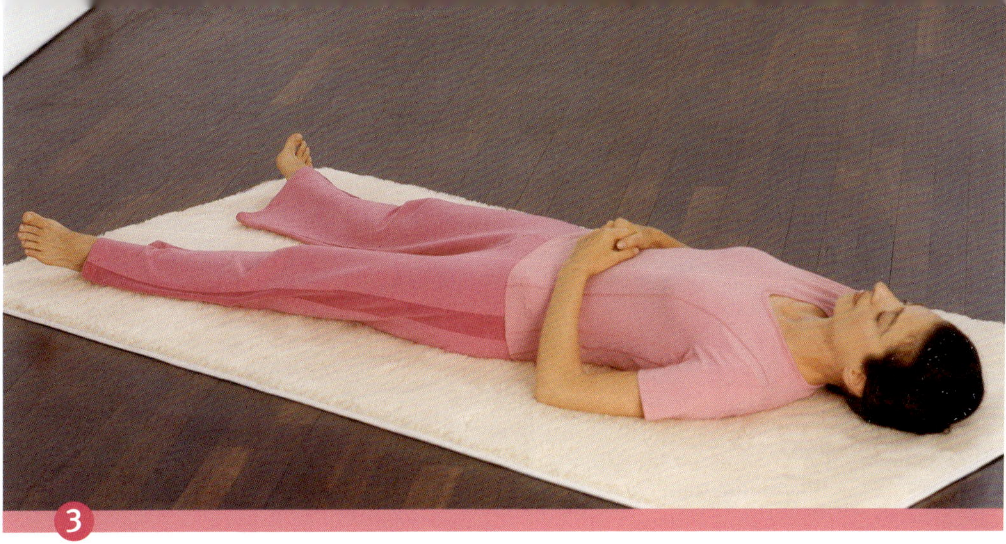

3

Energielenkung über die Beine

Diese Energielenkung lässt den Geist durch Becken und Beine kreisen. Diese »Basisarbeit« lässt ihn ruhiger werden – und hilft gleichzeitig bei kalten Füßen!

Auf der CD
Track 6

- Kommen Sie auf Ihrer warmen, weichen Yogamatte in die Rückenlage.
- Falten Sie die Hände mit den Fingern nach innen 2 und legen Sie sie auf den Unterbauch. Atmen Sie einige Male ruhig und tief unter Ihre Hände. 3
- Atmen Sie dann in den Unterbauch ein und durch das linke Bein bis zu den Zehen aus.
- Atmen Sie durch das linke Bein bis zum Unterbauch ein und durch das rechte Bein bis zu den Zehen aus. Atmen Sie durch das rechte Bein wieder ein und durch das linke Bein aus.
- Fahren Sie damit fort im Rhythmus Ihres Atems. Atmen Sie immer durch ein Bein aus und wieder ein, dann durch das andere Bein aus und wieder ein. Lassen Sie Ihren Atem dabei immer tiefer und ruhiger werden.
- Bleiben Sie anschließend noch etwas in der Rückenlage und spüren Sie den Wirkungen dieser Übung auf den Körper und den Geist nach.

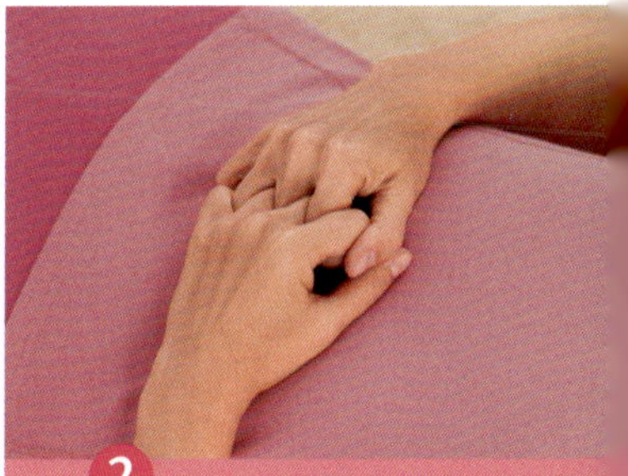

2

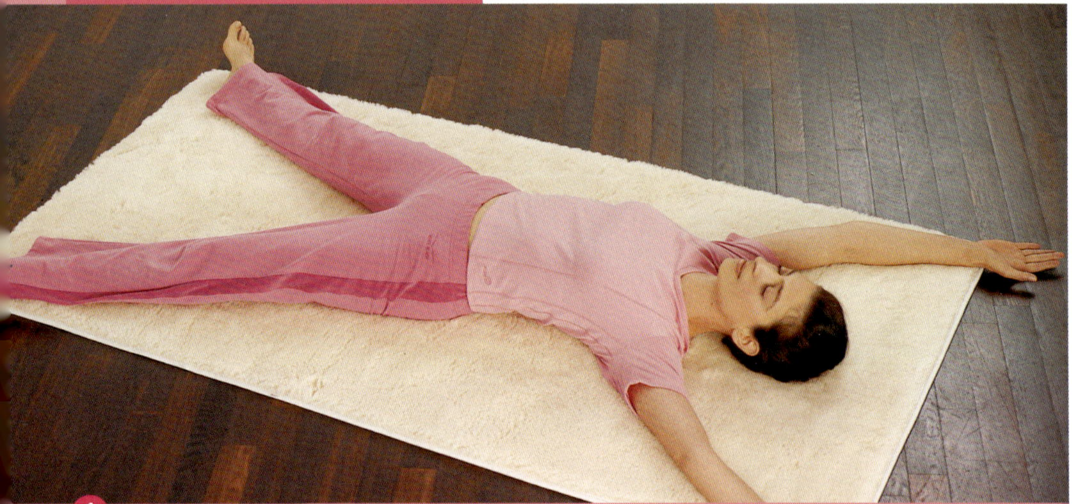

1

Ausgleichende Energielenkung

Mit dieser Energielenkung können Sie gleichzeitig links und rechts und oben und unten ausgleichen.

- Kommen Sie auf Ihrer weichen, warmen Yogamatte in die Rückenlage.
- Strecken Sie die Arme nach hinten in eine leicht gegrätschte Haltung aus und legen Sie auch Ihre Beine in eine leichte Grätsche. Achten Sie darauf, wirklich bequem zu liegen. 1
- Atmen Sie über beide Arme bis zur Mitte der Brust ein. Dort lassen Sie die Energiebahnen sich überkreuzen und atmen durch den Bauchraum und die Beine aus.
- Atmen Sie über Beine und Bauchraum wieder bis zur Mitte der Brust ein und – nachdem sich die Energiebahnen wieder überkreuzt haben – durch die Arme aus.
- Fahren Sie damit fort im Rhythmus Ihres Atems. Versuchen Sie, Ihren Atem allmählich immer ruhiger und feiner werden zu lassen. Spüren Sie so deutlich wie möglich, wie sich die Aufmerksamkeit durch Ihren Körper bewegt – wo sie durchgleitet und wo sie behindert wird.

TIPP

- Legen Sie sich bei empfindlichen oder schmerzenden Schultern Kissen unter die Arme oder legen Sie die Arme in eine weite Grätsche.

Den Atem verfeinern – den Geist beruhigen

Die beruhigende Mondatmung – Candra Bhedana

Auf der CD
Track 8

Probieren Sie diese Atemübung, wenn Sie sich unruhig fühlen und nervös sind.

- Kommen Sie in einen aufrechten, bequemen Sitz Ihrer Wahl. Beugen Sie den Zeige- und Mittelfinger der rechten Hand nach innen. Diese Handhaltung heißt Vishnu Mudra.
- Atmen Sie ruhig und tief aus.
- Schließen Sie das rechte Nasenloch mit dem Daumen und atmen Sie links ein. ❷
- Schließen Sie das linke Nasenloch mit der Kuppe des Ringfingers und atmen Sie rechts aus. ❸
- Fahren Sie fort damit, immer links einzuatmen und rechts auszuatmen. Stellen Sie sich vor, links kühle, beruhigende Mondenergie einzuatmen und diese in die aktive, rechte Sonnenseite zu verströmen, bis Ihr ganzes System wieder ausgeglichen ist.
- Wenn Sie merken, dass Ihr Arm ermüdet oder wenn Sie sich ausgeglichener fühlen, beenden Sie diesen Pranayama und spüren noch eine Weile im Sitzen nach.

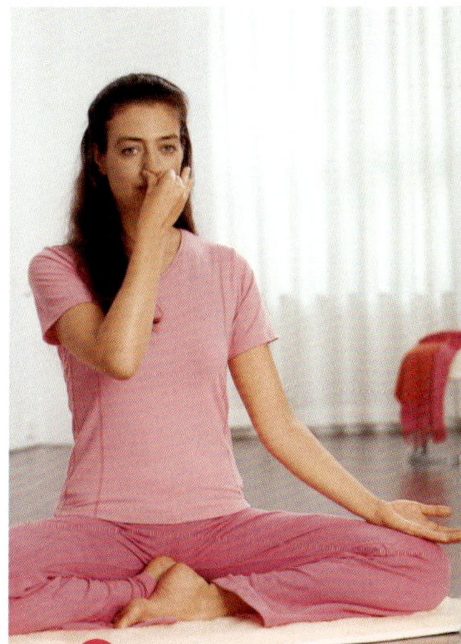
2

3
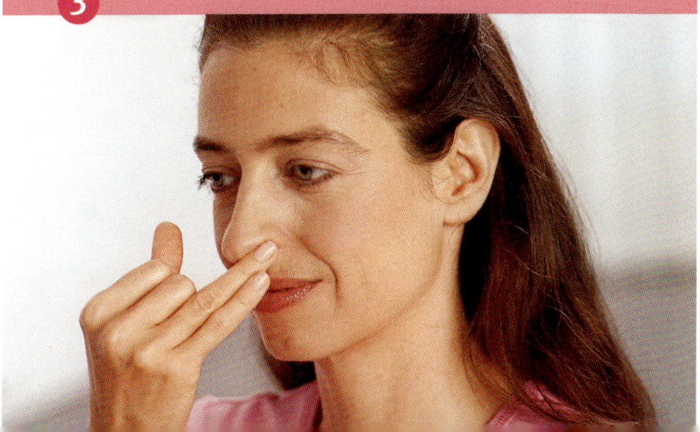

TIPP

- Um Candra Bhedana überall üben zu können, wählen Sie eine unauffälligere Form als die hier vorgestellte, um ein Nasenloch zu verschließen.

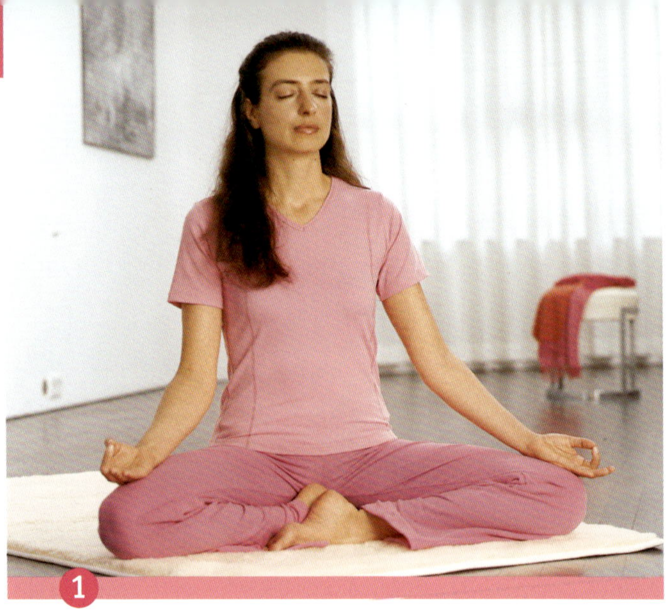

1

WORAUF SIE ACHTEN SOLLTEN

- Versuchen Sie bei der Atmung mit dem Reibelaut, im Kehlraum so entspannt wie möglich zu bleiben! Es reicht, wenn Sie selbst den zarten Laut in Ihrem Inneren hören. Atmen Sie sanft und fließend und unterbrechen Sie das Üben, wenn Sie merken, dass Sie sich im Kehlraum anzuspannen beginnen.

Die feine Atmung mit Reibelaut – Ujjayi

In dieser Atmung ist der Stimmmuskel in derselben Stellung wie beim Flüstern. Dadurch wird der Atem hörbar, und Sie können ihn gut regulieren und verfeinern, bis er fließt wie Öl. Sie können Ujjayi überall nach Bedarf einsetzen.

- Kommen Sie in einen aufrechten, bequemen Sitz Ihrer Wahl.
- Sprechen Sie einige Worte mit Flüsterstimme. Dann sprechen Sie einige Male beim Ausatmen und beim Einatmen flüsternd »haaa«. Lauschen Sie diesem Hauchlaut, der entsteht, wenn die Atemluft an der verengten Stimmritze entlangströmt.
- Schließen Sie dann den Mund und atmen Sie weiter mit dem Reibelaut. Entspannen Sie Ihren Atem mehr und mehr, so dass der Ton so leise wird, dass nur noch Sie selbst ihn innerlich hören können. 1
- Fahren Sie fort, mit Ujjayi zu atmen, und lauschen Sie dem ruhigen, fließenden Reibelaut Ihres Atems. Beobachten Sie, wie sich Ihr Geist entspannt und wieder ruhig wird.
- Bleiben Sie nach Beendigung der Ujjayi-Atmung noch etwas sitzen und lauschen Sie dem Kommen und Gehen Ihres Atems.

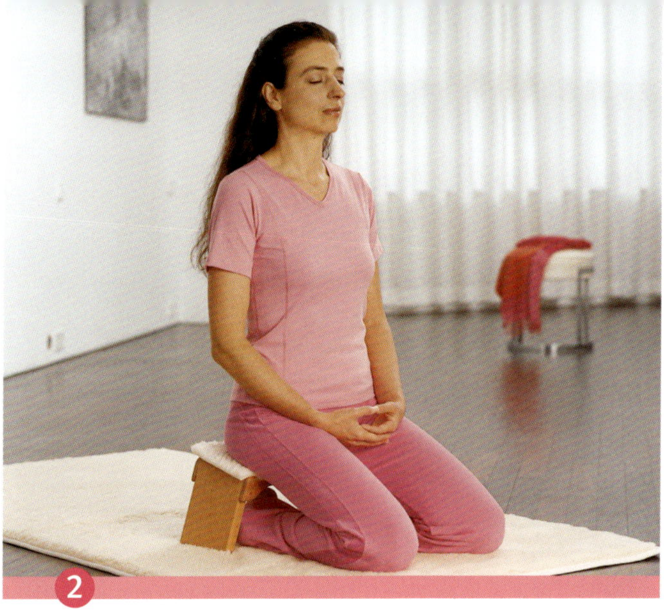

Feines Atmen zur Beruhigung des Geistes

Auf der CD
Track 9

Diese Atemform hat sich besonders am Abend vor dem Schlafengehen bewährt.

- Kommen Sie in einen aufrechten, bequemen Sitz Ihrer Wahl.
- Schließen Sie die Augen und lauschen Sie Ihrem Atem. Versuchen Sie, ihn allmählich länger, ruhiger und fließender werden zu lassen, indem Sie den Atem mehr und mehr entspannen.
- Atmen Sie dann langsam hoch zum Stirnraum. So als wollten Sie einen köstlichen Duft einatmen. Lassen Sie den Atem ganz entspannt wieder hinaus strömen.
- Fahren Sie damit fort, jeden Einatem hoch in den Stirnraum zu geleiten und Ihren Ausatem mehr und mehr zu entspannen. 2
- Nach einigen Minuten halten Sie inne. Entspannen Sie nun Ihren Stirnraum in seiner ganzen Breite, Höhe und Tiefe – so, wie Sie ihn wahrnehmen.
- Verweilen Sie in dieser Entspannung – vielleicht, bis Sie einschlafen. Wenn Sie jedoch wach bleiben wollen, vertiefen Sie die Atmung wieder und öffnen dann die Augen.

TIPP

- Sie können diese Atemübung auch im Liegen üben, um dem Geist zu helfen, das Grübeln und Kreisen der Gedanken zu unterbrechen.

Über Konzentration zur Meditation

Konzentrationsübungen zur Entspannung des Geistes

Auf der CD
Track 10

Probieren Sie diese Übungen am Ende eines Tages, an dem Sie geistig sehr eingespannt waren, oder auch zwischen zwei Terminen. Sie werden staunen, wie einfach sich der Geist sammeln und erfrischen lässt!

- Kommen Sie in einen aufrechten und bequemen Sitz Ihrer Wahl. Schließen Sie die Augen.
- Gehen Sie mit der Wahrnehmung in den Stirnraum. Erspüren Sie ihn in seiner ganzen Breite, Höhe und Tiefe und entspannen Sie diesen Raum. Verweilen Sie so etwa eine Minute lang.
- Sammeln Sie dann einatmend Ihre Wahrnehmung in der Mitte der Stirn. Entspannen Sie Ihren Kopf – sanft ausatmend – von der Stirnmitte ausgehend in alle Richtungen gleichzeitig. Wiederholen Sie diesen Ablauf mehrere Male.
- Verweilen Sie mit der Wahrnehmung einige Atemzüge lang entspannt in der Mitte der Stirn. Ziehen Sie sie dann zurück zur Mitte des Schädels – genau dort, wo Sie diese Mitte spüren.
- Entspannen Sie dann diesen Bereich in der Mitte des Schädels. Stellen Sie sich vor, dass Ihr Geist dort seinen Ruhe- und Rückzugsraum findet. 1

  Lassen Sie Ihren Geist sich einrollen, einfalten, sich zurücklegen, so dass er ganz zu sich kommen kann. Auf diese Weise – ganz bei sich und in sich ruhend – entspannen Sie Ihren Geist tiefer und tiefer …
- Um die Übung zu beenden, legen Sie beide Hände auf den Bauch und nehmen einige ruhige, tiefe Atemzüge. Öffnen Sie dann wieder die Augen und spüren Sie noch einen Moment den Wirkungen dieser Übungen nach.

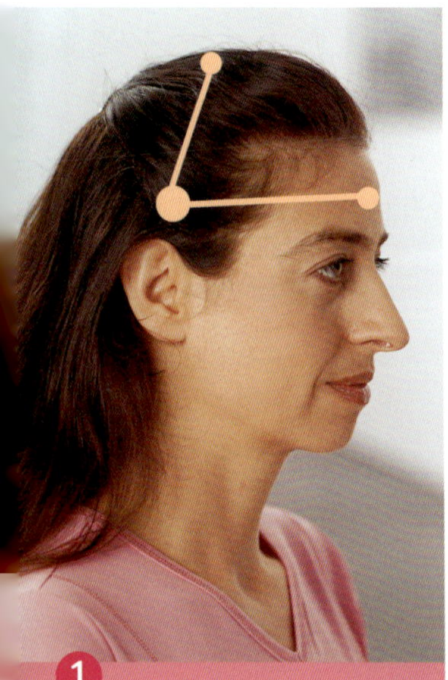

1

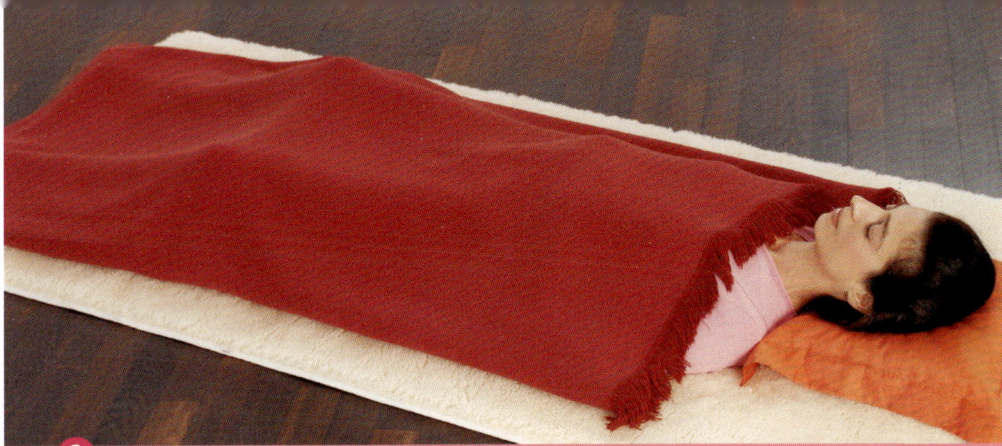

2

Der Yogaschlaf – Yoga Nidra®

Auf der beigefügten CD finden Sie einen ausführlichen Yoga Nidra in der Tradition von Swami Satyananda Saraswati (Seite 61). Sollten Sie keine Möglichkeit haben, mit der CD zu üben, dann können Sie Ihre Wahrnehmung gemäß der hier angegebenen Reihenfolge durch den Körper führen.

Auf der CD
Track 11

- Legen Sie sich auf Ihre weiche, warme Yogamatte und decken Sie sich mit einer leichten Decke zu. Richten Sie sich so ein, dass Sie nichts mehr stört und Sie im Folgenden ganz regungslos liegen bleiben können. Legen Sie sich bei Bedarf ein Kissen unter den Kopf oder ein Polster unter die Knie. Schließen Sie dann die Augen. 2
- Sagen Sie sich innerlich dreimal: »Ich übe jetzt Yoga Nidra und werde ganz wach bleiben!« (siehe Tipp).
- Gehen Sie mit der Wahrnehmung zu Ihrer rechten Seite. Wandern Sie mit der Wahrnehmung in schneller Folge durch sie hindurch: rechte Hand · Daumen · Zeigefinger · Mittelfinger · Ringfinger · kleiner Finger · Handfläche · Handrücken · Handgelenk · Unterarm · Ellenbogen · Oberarm · Achselhöhle · Schulter · rechtes Schulterblatt · der Rücken rechts · die rechte Gesäßhälfte · Rückseite des rechten Oberschenkels · Kniekehle · Wade · Fessel · Ferse · Fußsohle · großer Zeh · zweiter Zeh · dritter Zeh ·

TIPP

- Versuchen Sie nach Möglichkeit, wach zu bleiben, denn dann werden Sie sich viel tiefer entspannen und sich hinterher viel ausgeruhter fühlen, als wenn Sie nur ein kleines Nickerchen machen!

vierter Zeh · kleiner Zeh · Fußrücken · Schienbein · Knie · Vorderseite des Oberschenkels · Leiste · rechter Unterbauch · Oberbauch · die rechte Seite der Brust.

- Dann die linke Seite des Körpers: linke Hand · Daumen · Zeigefinger · Mittelfinger · Ringfinger · kleiner Finger · Handfläche · Handrücken · Handgelenk · Unterarm · Ellenbogen · Oberarm · Achselhöhle · Schulter · linkes Schulterblatt · der Rücken links · die linke Gesäßhälfte · Rückseite des linken Oberschenkels · Kniekehle · Wade · Fessel · Ferse · Fußsohle · großer Zeh · zweiter Zeh · dritter Zeh · vierter Zeh · kleiner Zeh · Fußrücken · Schienbein · Knie · Vorderseite des Oberschenkels · Leiste · linker Unterbauch · Oberbauch · die linke Seite der Brust.
- Dann die Rückseite des Körpers: Hinterkopf · Nacken · Schultern · oberer Rücken · mittlerer Rücken · Lendenbereich · Becken · Rückseite der Oberschenkel · Kniekehlen · Waden · Fersen · Fußsohlen · Zehen.
- Dann die Vorderseite des Körpers: Schädeldach · Stirn · rechte Augenbraue · linke Augenbraue · Augenbrauenzentrum · rechtes Augenlid · linkes Augenlid · rechtes Auge · linkes Auge · rechtes Ohr · linkes Ohr · rechte Wange · linke Wange · Nase · Nasenspitze · Oberlippe · Unterlippe · Kinn · Hals · rechte Brust · linke Brust · Nabel · Bauch.
- Dann die großen Bereiche des Körpers: das ganze rechte Bein · das ganze linke Bein · beide Beine zusammen · der ganze rechte Arm · der ganze linke Arm · beide Arme zusammen · der ganze Rücken: Gesäß, Wirbelsäule, Schultern · der ganze Rumpf: Bauch, Brust · der ganze Kopf · der ganze Kopf · der ganze Körper · der ganze Körper · der ganze Körper ...
- Bleiben Sie ganz wach. Nehmen Sie Ihren Körper wahr, wie er auf dem Boden liegt. Der Körper liegt auf dem Boden, sehen Sie ihn dort vollkommen ruhig liegen ... hier in diesem Raum.

TIPP

➤ Der Gang durch den Körper ist bewusst ganz schnell angeleitet, damit Ihre Aufmerksamkeit nur punktuell – wie ein Blitzlicht – zu der benannten Körperstelle geht. Dadurch wandert die Energie durch den Körper, ohne dass der Verstand Gelegenheit erhält, über etwas nachzusinnen.

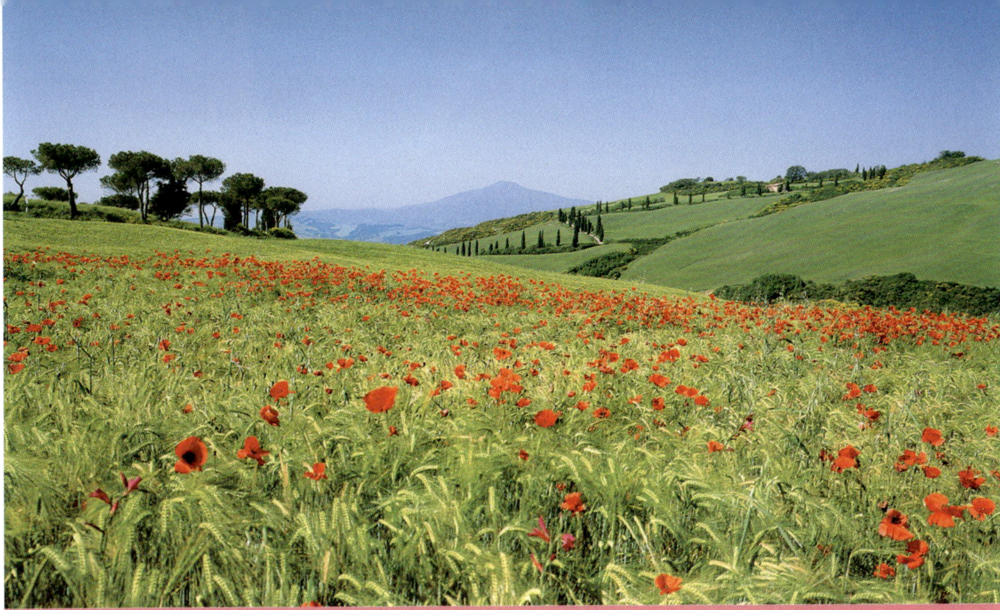

Bilder unserer Seelenlandschaften helfen, uns ganz tief zu entspannen.

- Werden Sie sich Ihres Atems bewusst ... Fühlen Sie, wie der Atem in die Lunge hinein- und hinausströmt ... Verändern Sie den Rhythmus nicht: Der Rhythmus ist natürlich und automatisch ... Sie machen nichts, das Atmen geschieht ohne Anstrengung ... Nehmen Sie Ihren Atem wahr ...
- Bringen Sie nun Ihre Wahrnehmung zur Bewegung Ihres Nabels: Ihr Nabel hebt und senkt sich ganz sachte mit jedem Atemzug ... Mit jedem Atemzug dehnt sich die Bauchdecke etwas aus und zieht sich wieder zusammen ... Konzentrieren Sie sich auf diese Bewegung in Verbindung mit Ihrer Atmung ... Fahren Sie fort, immer weiter diese ruhige Atembewegung zu beobachten ...
- Finden Sie nun zu einem inneren Bild, das Ihnen angenehm ist: eine Wiese, ein schöner Strand, eine Lichtung im Wald, ein See ... Finden Sie eine Landschaft, die Ihnen angenehm ist, und lassen Sie sich in ihr nieder ... Beobachten Sie, wie Ihr Geist sich mehr und mehr entspannt und erholt ...
- Um die Übung zu benden, legen Sie die Hände auf den Bauch. Atmen Sie 1 bis 2 Minuten lang ruhig und tief. Dehnen Sie sich dann wohlig durch und öffnen Sie wieder die Augen.

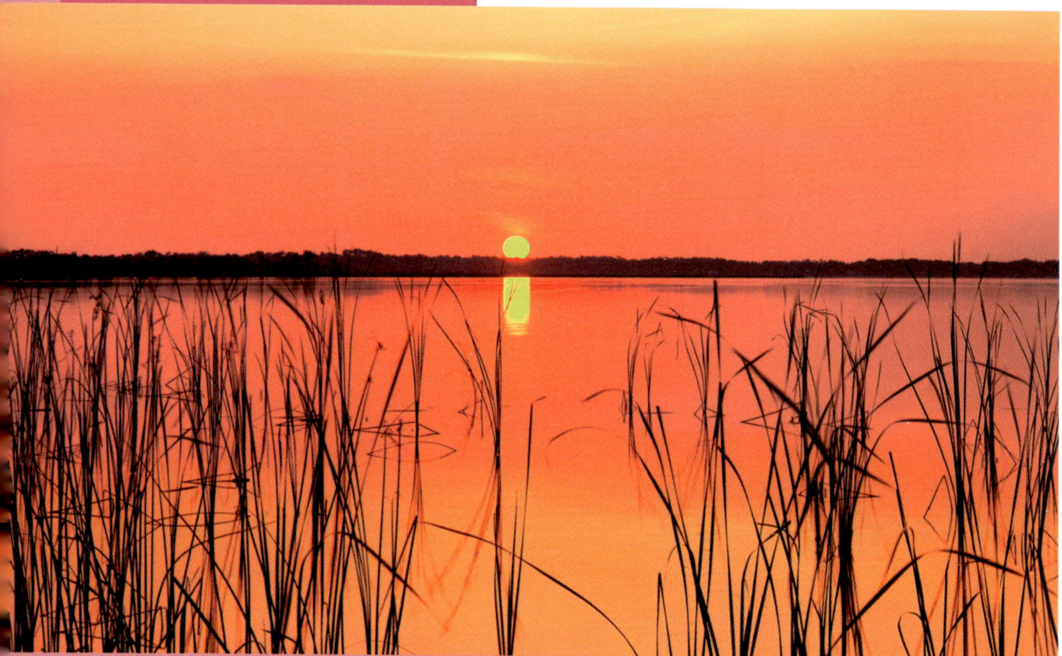

Das rotgoldene Licht des Sonnenaufgangs oder der Abenddämmerung ist für viele Menschen besonders entspannend und wohltuend.

Anspannung auflösen mithilfe von Licht

Von alters her weiß man in der indischen und tibetischen Heilkunde, dass das Visualisieren von Licht einen heilsamen Einfluss auf unser Nervensystem hat. Probieren Sie es aus!

- Kommen Sie in einen bequemen Sitz Ihrer Wahl oder legen Sie sich hin. Schließen Sie die Augen.
- Gehen Sie mit Ihrer Wahrnehmung in den Raum oberhalb Ihres Schädeldachs und werden Sie sich dessen bewusst, dass dieser Raum von Licht erfüllt ist.
- Verbinden Sie Ihren Atem mit diesem angenehmen, wohltuenden Licht: Stellen Sie sich vor, mit jedem Atemzug Licht einzuatmen und wieder auszuatmen.
- Lassen Sie Ihren Atem immer ruhiger und feiner werden.

- Stellen Sie sich dann vor, dass das Licht die Anspannung Ihres Körpers und Geistes aufnimmt. Es wird etwas trüber, und Sie atmen dieses trübe Licht aus. Der nächste Einatem füllt Sie wieder mit frischem, wohltuenden Licht.
- Fahren Sie fort, mit dem Ausatem Anspannung abzugeben, bis sich das Licht in Ihrer Vorstellung nicht mehr so stark trübt.
- Konzentrieren Sie sich dann darauf, sich mit jedem Einatem vor allem mit Licht zu füllen, bis Sie ganz von ihm erfüllt sind und es seine wohltuende Wirkung in Ihnen entfalten kann.
- Verweilen Sie in einer meditativen Wahrnehmung dieses Lichts, das Sie erfüllt.

Entspannung der Haut

Wenn Stress und innere Anspannung unser Leben bestimmen, wirkt sich das stark auf die Haut aus. Sie beginnt, den Körper zunehmend fester zu umschließen, und lässt sich – besonders an Kopf, Nacken und Schultern – kaum noch verschieben. Aus diesem Grund werden Sie erstaunlich leicht zu einem Zustand innerer Gelöstheit finden können, wenn Sie lernen, willentlich Ihre Haut zu entspannen.

TIPP

- Wenn Sie nur ganz wenig Zeit haben, entspannen Sie einfach die Gesichts- und Kopfhaut. Das kann – kleine – Wunder wirken.

- Kommen Sie auf Ihrer warmen, weichen Yogamatte in die Rückenlage und schließen Sie die Augen.
- Werden Sie sich dessen bewusst, wie Ihre Haut Ihren Körper umschließt und welches Gefühl von Weichheit oder Festigkeit sie Ihnen vermittelt.
- Stellen Sie sich vor, dass Sie Ihre Kopfhaut oben am Scheitel zusammen- und etwas hochziehen. Halten Sie sie einen Moment ... und lassen Sie sie weich und elastisch zurückgleiten. Wiederholen Sie das noch zweimal.

TIPP

➤ Oft reicht es schon, den Mundraum und die Zunge bewusst zu entspannen, um nicht mehr so verbissen und hartnäckig zu sein.

- ➤ Stellen Sie sich vor, dass Sie Ihre Gesichtshaut zur Nasenspitze hin zusammenziehen. Halten Sie sie einen Moment ... und lassen Sie sie weich und elastisch zurückgleiten. Wiederholen Sie das noch zweimal.
- ➤ Lassen Sie die Augen in ihre Höhlen hineinsinken und entspannen Sie die Muskeln, die die Augäpfel ausrichten.
- ➤ Ziehen Sie alle Muskeln des Mundes fest zusammen: Zunge, Mundboden, Wangen und Lippen. Halten Sie sie einen Moment ... und lösen Sie sie. Wiederholen Sie das noch zweimal. Lassen Sie anschließend ein Gefühl von Geräumigkeit und Weichheit im Mund entstehen.
- ➤ Stellen Sie sich vor, dass Sie Ihre Nackenhaut hoch- und zusammenziehen – so, als würden Sie ein Kätzchen packen. Halten Sie sie einen Moment lang, und lassen Sie die Haut dann weich und elastisch zurückgleiten. Wiederholen Sie das noch zweimal.
- ➤ Stellen Sie sich vor, dass Sie auf beiden Seiten die Haut Ihrer Schultern zu den Ohren hochziehen. Halten Sie sie einen Moment, und lassen Sie die Haut dann weich und elastisch zurückgleiten. Wiederholen Sie das noch zweimal.
- ➤ Streichen Sie in der Vorstellung in einer liebevollen, ruhigen Bewegung Ihren restlichen Körper zwischen Haut und Muskeln aus. Stellen Sie sich vor, dabei ganz behutsam die Verklebungen der Haut zu lösen, so dass sie den Körper wieder weich und elastisch zu umschließen vermag.
- ➤ Stellen Sie sich anschließend vor, dass Ihre Haut Sie so umhüllt, wie das Fell einen Welpen einhüllt. Entspannen Sie die Poren der Haut.
- ➤ Verweilen Sie so und genießen Sie die Empfindungen, in einer entspannten Haut zu ruhen. Beobachten Sie die Auswirkungen auf Ihren Geist und Ihr Gemüt.

Die Übungsprogramme auf einen Blick

Programm 1: Den Tag beschließen

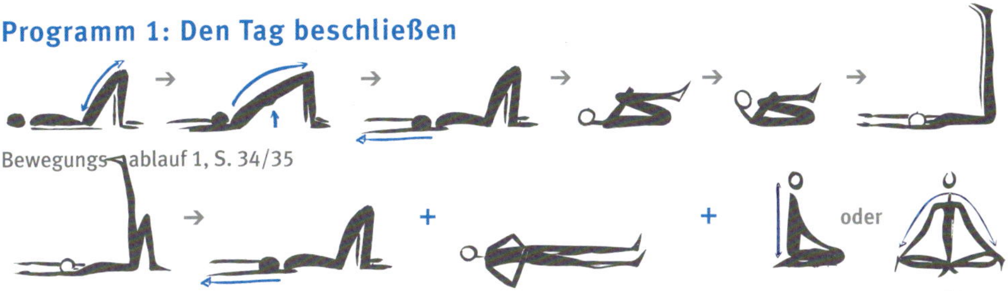

Bewegungsablauf 1, S. 34/35

Energielenkung Beine, S. 63

Feines Atmen zur Beruhigung des Geistes, S. 67

Programm 2: Entspannt starten

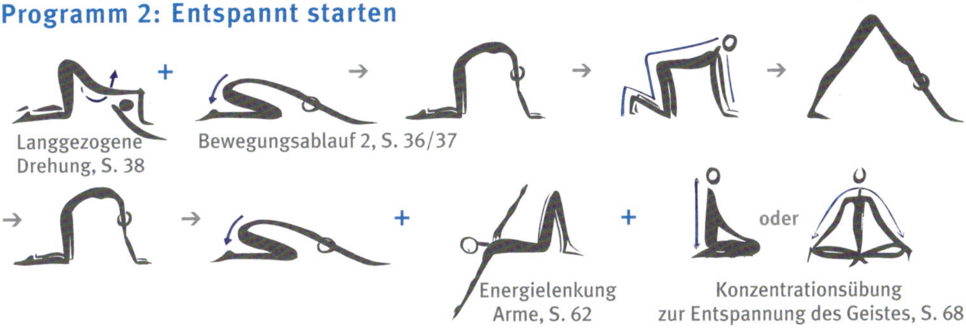

Langgezogene Drehung, S. 38

Bewegungsablauf 2, S. 36/37

Energielenkung Arme, S. 62

Konzentrationsübung zur Entspannung des Geistes, S. 68

Programm 3: Wieder ganz zu sich kommen

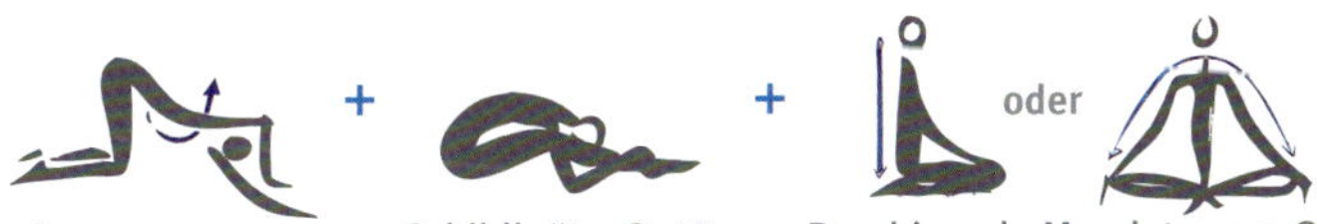

Langgezogene Drehung, S. 38

Schildkröte, S. 43

Beruhigende Mondatmung, S. 65, und Feines Atmen zur Beruhigung des Geistes, S. 67

Programm 4: Die eigene Mitte finden

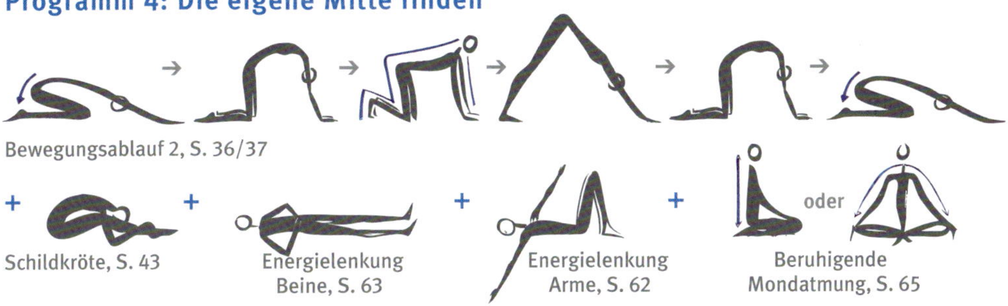

Bewegungsablauf 2, S. 36/37

Schildkröte, S. 43

Energielenkung Beine, S. 63

Energielenkung Arme, S. 62

Beruhigende Mondatmung, S. 65

Sachregister

Bücher und Adressen, die weiterhelfen

Bücher

Desikachar, T.K.V.: *Über Freiheit und Meditation. Das Yoga-Sutra des Patanjali.* Via Nova

Vaitl, Dieter/ Petermann, Franz (Hrsg.): *Entspannungsverfahren.* Beltz

Trökes Anna bei verschiedenen Verlagen:
Yoga-Gehirn. O.W. Barth
Yogameditation. Theseus
Yogameditation (Hörbuch). Herder
Grundlagen der Yogameditation. Via Nova

Trökes, Anna bei GRÄFE UND UNZER:
Das große Yoga-Buch.
Yoga für Rücken, Schulter und Nacken.
Yoga – Mehr Energie und Ruhe (mit CD).
Yoga für den Rücken (mit DVD).
Die Yogabox.
Das Yoga-Gesundheitsbuch.
Die 7 Schätze des Yoga.
Yoga-Weisheit.
Yoga für Fortgeschrittene.

Zeitschriften

Deutsches Yoga-Forum; hrsg. vom BDY (Adresse rechts)

Yoga aktuell (im ausgewählten Zeitschriftenhandel)

Adressen

Anna Trökes Seminare & Yogalehrerausbildung
E-Mail:
anna@prana-yogaschule.de
www.prana-yogaschule.de

Qualifizierte Yogalehrer/-innen in Ihrer Nähe:

BDY – Berufsverband der Yogalehrenden in Deutschland e.V.
Bürgerstr. 44
D-37073 Göttingen
E-Mail: info@yoga.de
www.bdy.de

SYG – *Schweizerische Yoga-Gesellschaft,* Sekretariat
Aarbergergasse 21
CH-3011 Bern
E-Mail: sekretariat@syg.ch

Bezugsquellen

Alle beschriebenen Yoga-Utensilien können Sie bestellen bei:

Bausinger GmbH
Gottlieb-Damler-Str. 2
D-72479 Straßberg
E-Mail: info@bausinger.de
www.bausinger.de

Yogishop
Telefon: (08370) 92173-0
www.yogishop.com

Dank

Ein besonderer Dank gilt Claudia Weisshaupt, deren stille und zentrierte Kraft während der Fotoproduktion allen Beteiligten immer wieder deutlich vor Augen führte, worum es bei »Yoga und Entspannung« geht. Auch meiner Lektorin Felicitas Holdau danke ich für die bewährte kompetente und entspannte Zusammenarbeit.
Ich danke meinem Mann Rüdiger Grünwald, der sich zusammen mit Ramesh kundig um die passende Entspannungsmusik kümmerte.
Und ich danke meinen Katern und dem Kätzchen Luna, die mir ohne Ende Anschauungsunterricht im Entspanntsein gaben und deren Schnurren den Entstehungsprozess zu diesem Buch begleitete.

Wir bedanken uns auch bei der Firma *Bausinger,* die für die Fotoproduktion großzügig Yoga-Utensilien und Bekleidung zur Verfügung gestellt hat.

Weiterlesen tut gut.

Zu teuer 29,99 €

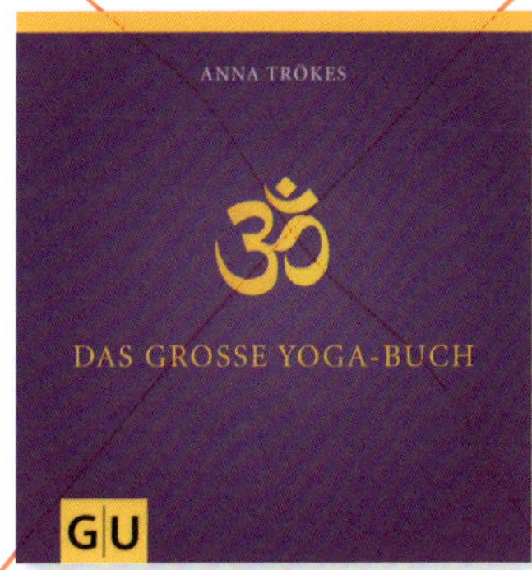

ISBN 978-3-8338-1865-3

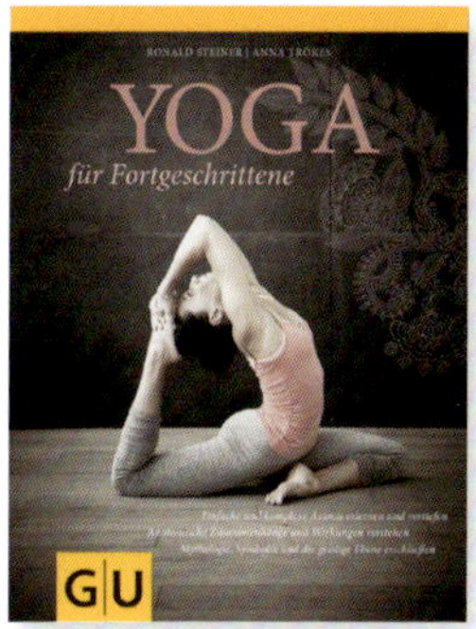

ISBN 978-3-8338-2355-8

Vergriffen

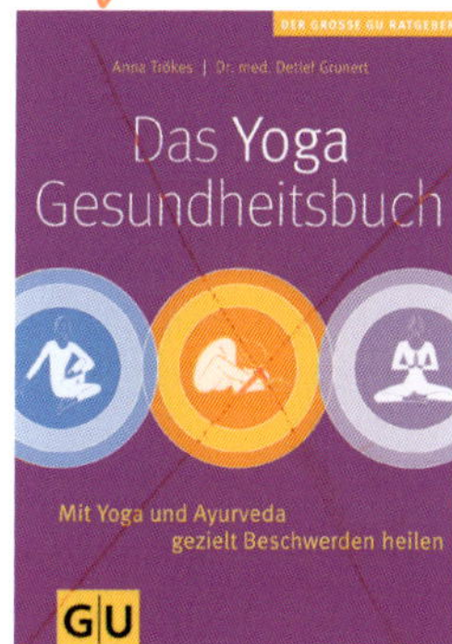

ISBN 978-3-8338-0413-7

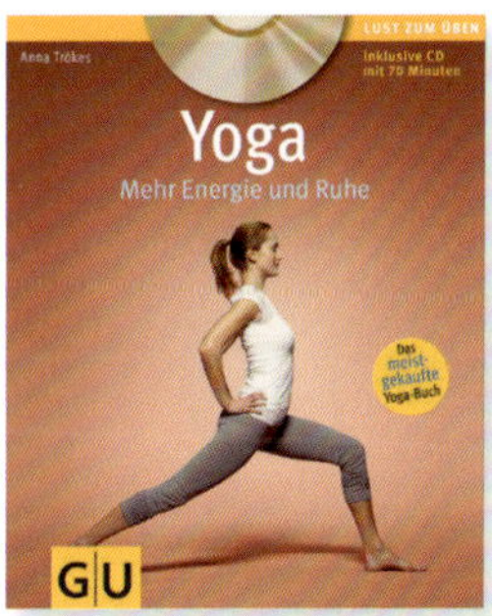

ISBN 978-3-8338-1974-2

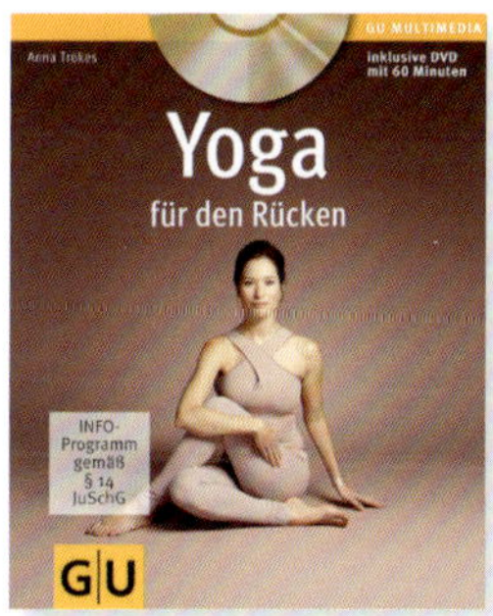

ISBN 978-3-8338-2733-4

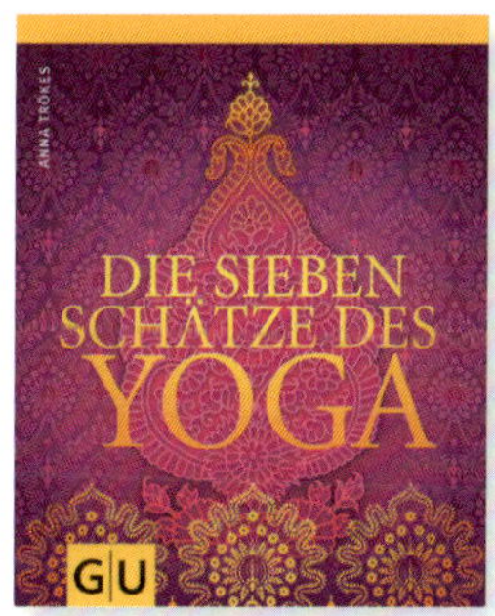

ISBN 978-3-8338-1652-9

www.gu.de: Blättern Sie in unseren Büchern, entdecken Sie wertvolle Hintergrundinformationen sowie unsere Neuerscheinungen.

GU

Willkommen im Leben.

Impressum

© 2006 GRÄFE UND UNZER VERLAG GmbH, München

Alle Rechte vorbehalten. Nachdruck, auch auszugsweise, sowie Verbreitung durch Bild, Funk, Fernsehen und Internet, durch fotomechanische Wiedergabe, Tonträger und Datenverarbeitungssysteme jeder Art nur mit schriftlicher Genehmi-gung des Verlages.

Projektleitung: Ilona Daiker
Lektorat/Satz: Felicitas Holdau

Fotoproduktion: Martin Wagenhan, Esslingen
Weitere Fotos: Corbis: S. 24, 72; Getty: S. 5; GU-Archiv: S. 27 (A. Hosch); IFA-Bilderteam: S. 19; Jump: S. 6; Mauritius: S. 21; Zefa: S. 10, 71
Illustrationen: Nike Schenkl, Caputh

Layout: Independent Medien-Design (Claudia Fillmann)
Herstellung: Markus Plötz
Lithos: Repro Ludwig, Zell a. See
Druck/Bindung: Print Consult

ISBN 978-3-7742-7204-0

6. Auflage 2012

CD
Text und Sprecherin: Anna Trökes
Musik komponiert und eingespielt von Flowing Power
Aufgenommen, gemischt und gemastert von Flowing Power im Mach-Now-Studio
Ausführend produziert von Rüdiger Grünwald, Berlin

Wichtiger Hinweis

Die Inhalte des vorliegenden Ratgebers wurden sorgfältig recherchiert und haben sich in der Praxis bewährt. Alle Leserinnen und Leser sind jedoch aufgefordert, selbst zu entscheiden, ob und inwieweit sie Übungsanleitungen und Anregungen aus diesem Buch umsetzen wollen. Autorin und Verlag übernehmen keine Haftung für die Resultate.
Führen Sie alle Übungen immer im Rahmen Ihrer Beweglichkeit aus, erzwingen Sie nichts.

Syndication: www.jalag-syndication.de

GRÄFE UND UNZER

Ein Unternehmen der
GANSKE VERLAGSGRUPPE

DAS ORIGINAL MIT GARANTIE GU

Unsere Garantie

Alle Informationen in diesem Ratgeber sind sorgfältig und gewissenhaft geprüft. Sollte dennoch einmal ein Fehler enthalten sein, schicken Sie uns das Buch mit dem entsprechenden Hinweis an unseren Leserservice zurück. Wir tauschen Ihnen den GU-Ratgeber gegen einen anderen zum gleichen oder ähnlichen Thema um.

Liebe Leserin und lieber Leser,

wir freuen uns, dass Sie sich für ein GU-Buch entschieden haben. Mit Ihrem Kauf setzen Sie auf die Qualität, Kompetenz und Aktualität unserer Ratgeber. Dafür sagen wir Danke! Wir wollen als führender Ratgeberverlag noch besser werden. Daher ist uns Ihre Meinung wichtig. Bitte senden Sie uns Ihre Anregungen, Ihre Kritik oder Ihr Lob zu unseren Büchern. Haben Sie Fragen oder benötigen Sie weiteren Rat zum Thema? Wir freuen uns auf Ihre Nachricht!

Wir sind für Sie da!
Montag – Donnerstag: 8.00 – 18.00 Uhr;
Freitag: 8.00 – 16.00 Uhr
Tel.: 0180 - 5 00 50 54*
Fax: 0180 - 5 01 20 54*
E-Mail:
leserservice@graefe-und-unzer.de

*(0,14 €/Min. aus dem dt. Festnetz/Mobilfunkpreise maximal 0,42 €/Min.)

P.S.: Wollen Sie noch mehr Aktuelles von GU wissen, dann abonnieren Sie doch unseren kostenlosen GU-Online-Newsletter und/oder unsere kostenlosen Kundenmagazine.

GRÄFE UND UNZER VERLAG
Leserservice
Postfach 86 03 13
81630 München